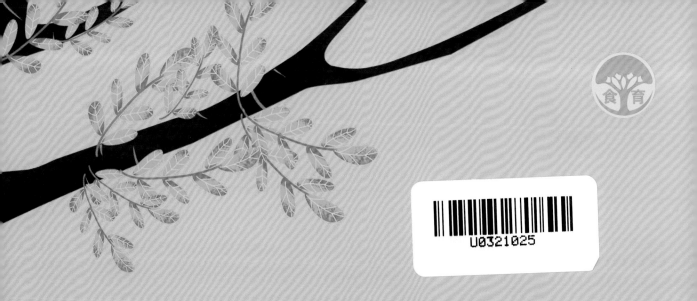

食育

U0321025

海莉
陪你玩转水果花园

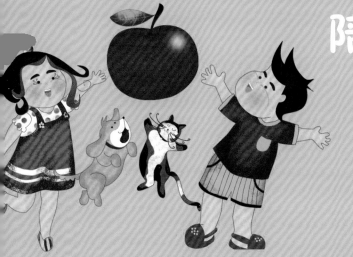

（马来）马哈娜·吉尔 编绘

沈立荣 辛晓璇 译

中国农业科学技术出版社

图书在版编目（CIP）数据

海莉陪你玩转水果花园 /（马来）马哈娜·吉尔编绘；
沈立荣，辛晓璇译 . — 北京：中国农业科学技术出版社，
2016.7

ISBN 978-7-5116-2270-9

Ⅰ . ①海… Ⅱ . ①马… ②沈… ③辛… Ⅲ . ①水果—
食品营养—普及读物 Ⅳ . ① R151.3-49

中国版本图书馆 CIP 数据核字（2015）第 221437 号

责任编辑　贺可香　涂润林
责任校对　贾海霞

出 版 者　中国农业科学技术出版社
　　　　　北京市中关村南大街 12 号　邮编：100081
电　　话　（010）82106638（编辑室）（010）82109702（发行部）
　　　　　（010）82109709（读者服务部）
传　　真　（010）82106650
网　　址　http://www.castp.cn
经 销 者　各地新华书店
印 刷 者　北京卡乐富印刷有限公司
开　　本　889mm×1 194mm　1 /20
印　　张　4.8
字　　数　124 千字
版　　次　2016 年 7 月第 1 版　2016 年 7 月第 1 次印刷
定　　价　35.00 元

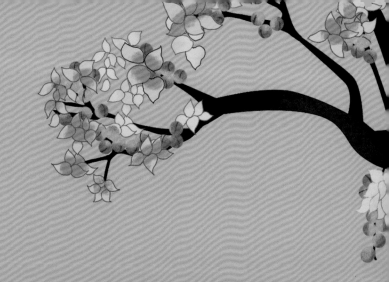

上帝告诉我们，
她给我送来了一位天使，
我可爱的孙女从天而降。

此书献给安莉公主，
是她启发了我灵感。

前 言

在市场采购的时候，没什么比外表漂亮的水果更吸引目光的了：五颜六色又香气四溢，往往能激发人们的兴致和食欲。

水果不仅仅是能使人心情愉悦的商品，更是非常卓越的健康食品，果实中富含能够为人体提供能量的天然糖分、矿物质和维生素。水果也是最健康的小零食。绝大多数水果是低脂肪和低热量食品。尽管如此，水果仍然面临着激烈的竞争，这竞争源于经过加工的高热量食物，这些食物含有让人看不见但是吃着上瘾的成分。

长久以来困惑着绝大多数家长的一个问题就是：怎样让他们的孩子在膳食中多摄入水果？或许，我们没有早早地将各种各样的水果介绍给他们？关键是要像玩耍一样将吃水果的重要性教给他们。当然，创造性、趣味性和专注性是可让孩子们把水果当作日常膳食、零食中最重要的组成部分。

你可以做很多事情来鼓励你的孩子吃得更健康一点。喜欢甜食是孩子们的天性，而水果就是很好的天然糖分来源。但是，只有他们看到你很乐意把水果当作日常饮食的一部分，他们才会模仿你的做法。当然，让孩子们吃得健康，是一件充满挑战的事，这也就是为什么我们需要创新，还要富有趣味性的理由。除了寻常苹果、橘子外，还有很多不常见的异域水果，它们更能激发孩子们天生的好奇心。水果不仅仅美味，还很营养，水果与有趣而充满想象力的食物，可以简单地融合在一起。

本书旨在从孩子们很小的时候就让他们认识到水果的奇妙之处。海莉的奇幻水果花园历险、水果的魔幻王国将会赋予孩子们无穷的想象。通过这样的冒险经历，活泼可爱的海莉与小读者们亦师亦友，将共同沉浸在旅途的发现之中！

为了鼓励小朋友们也来亲手试一试，本书包括了一些简单的食谱。同时，也向小朋友们展示，在这奇幻水果王国里，所有的成员如何和谐地生活在一起。

与您的孩子们共享海莉的水果花园，让我们一起出发吧！让孩子们学会自己阅读、自己选择食谱吧，或许很多年后，他们还会把海莉的故事讲给自己的孩子听呢！

因为孩子是我们的未来，所以要让孩子们相信，他们的未来是健康的，水果的精华蕴含其中。你可以通过向孩子们展示海莉的奇幻水果花园，让他们学会营养有趣地吃。

前往水果花园的

地 图

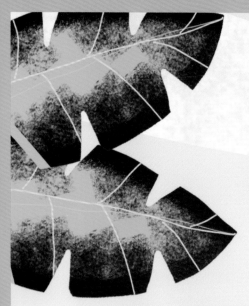

大家好！
今天真是个好天气！

海莉找到了一张旧地图，上面画着去水果花园——一个奇幻的水果世界之路。

伴随海莉身边的还有一只叫奔奔的猫。
奔奔，海莉的小猫，懒洋洋地偎在她的身边。

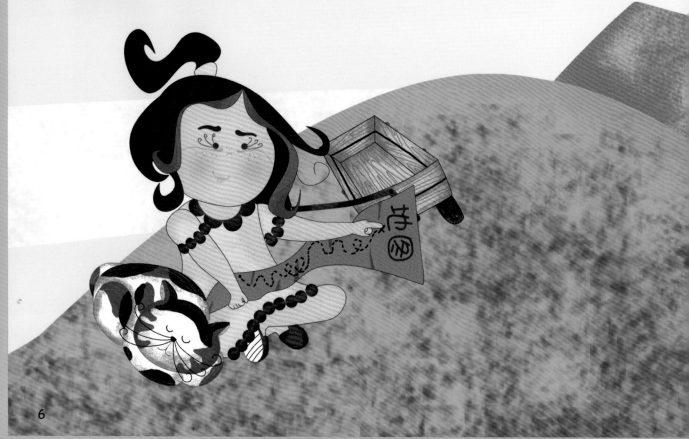

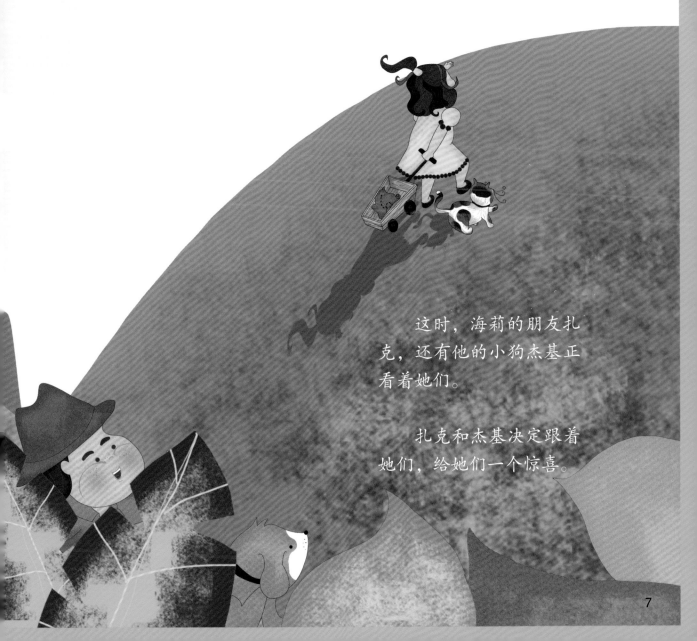

海莉和奔奔就要一起踏上神奇之旅啦!

这时，海莉的朋友扎克，还有他的小狗杰基正看着她们。

扎克和杰基决定跟着她们，给她们一个惊喜。

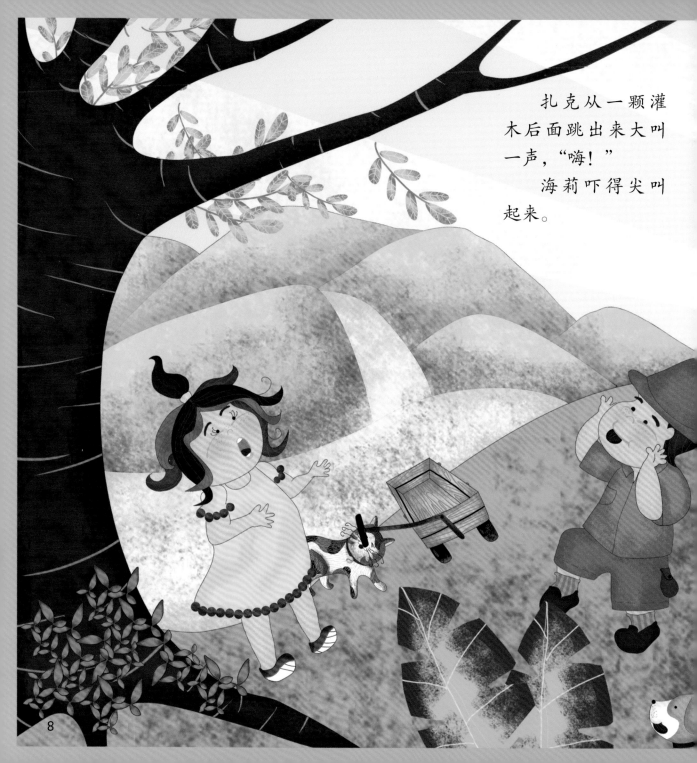

扎克从一颗灌木后面跳出来大叫一声，"嗨！"

海莉吓得尖叫起来。

8

"扎克！看到你真开心。你和杰基跟着我和奔奔一起探险吧。"

"我们正要启程去水果花园——水果的奇幻王国。"

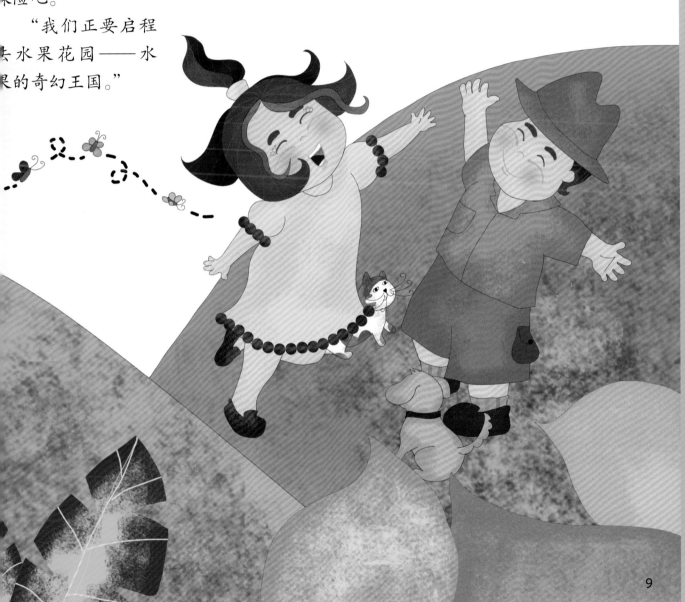

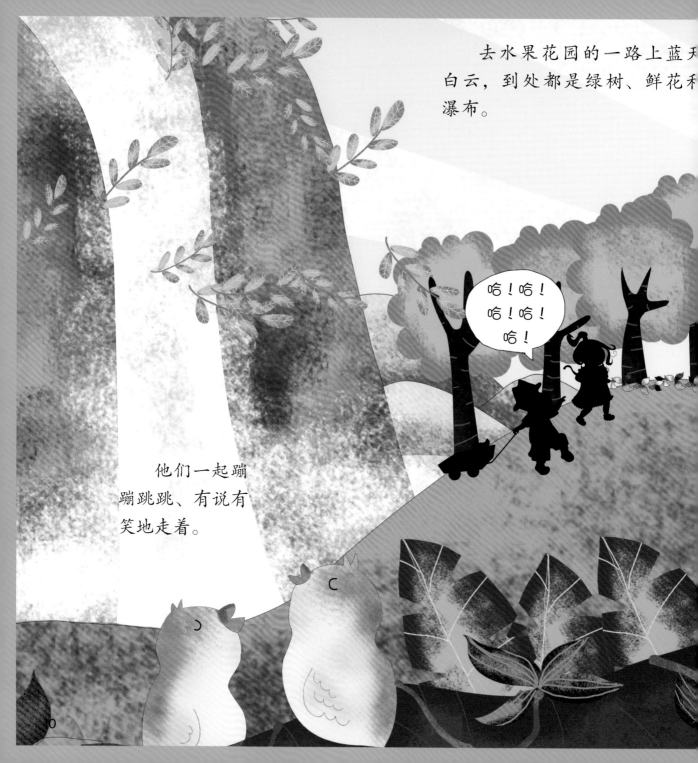

去水果花园的一路上蓝天白云，到处都是绿树、鲜花和瀑布。

他们一起蹦蹦跳跳、有说有笑地走着。

花蝴蝶在他们身边飞舞，小
，不停地欢唱。
　　五颜六色的蝴蝶翩翩起舞，
小鸟吱吱喳喳唱着欢快的歌。

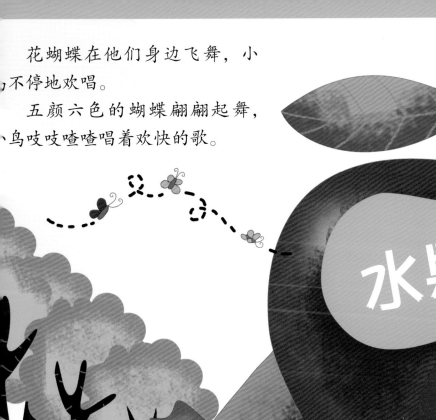

　　走着走着，他们看到了一
扇门。

　　"多好看的门！这肯定是我
们进水果花园的入口！"

　　"来吧，扎克！我们进去！"

苹果

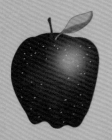

苹果已经存在好长好长的时间了，以至于在《圣经》中，它们就被看作"智慧的果实"。

这是因为吃苹果可以让你的大脑更发达，更聪明。

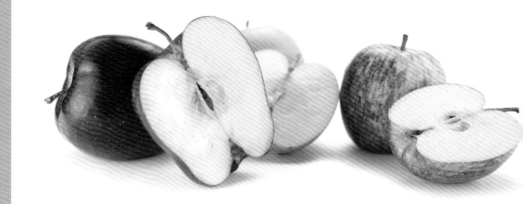

苹果酥

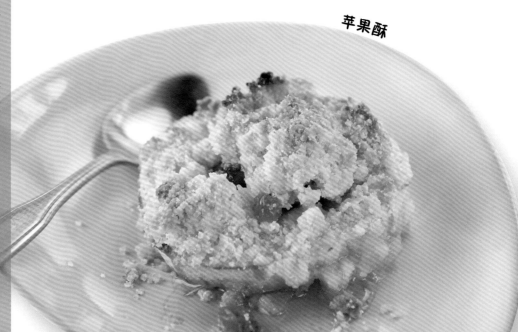

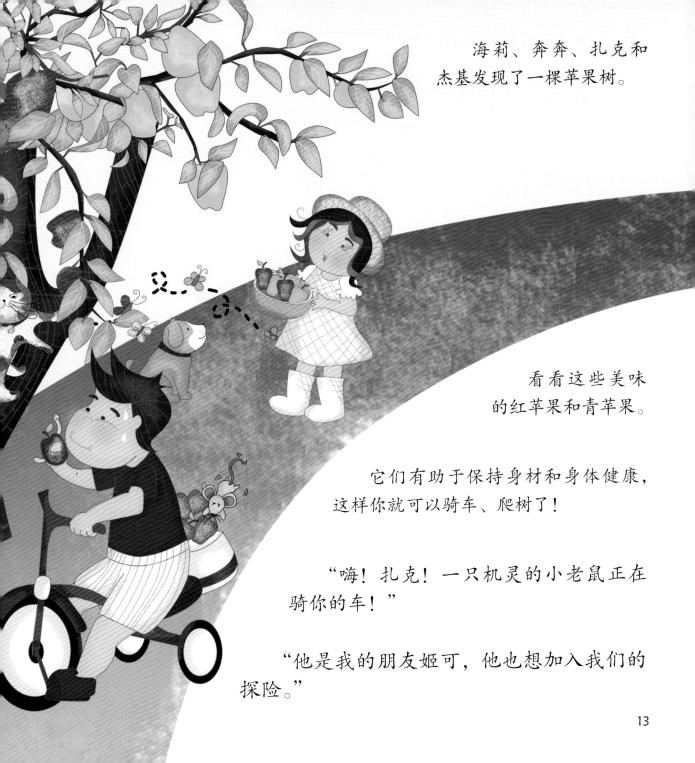

海莉、奔奔、扎克和杰基发现了一棵苹果树。

看看这些美味的红苹果和青苹果。

它们有助于保持身材和身体健康，这样你就可以骑车、爬树了！

"嗨！扎克！一只机灵的小老鼠正在骑你的车！"

"他是我的朋友姬可，他也想加入我们的探险。"

13

杏

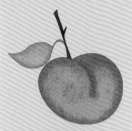

你知道吗？

中国在 4000 年前就开始种杏了。而且在中国，杏还与教育和医学有关。

中国古代有一位叫华佗的大夫，他的医术很高，他每次把病人的病治好后会让病人去种一棵杏树。

由于华佗的医术实在高超，以至于人们种了很多很多杏树。在中国，相传这一传说是医术高超的大夫被称为杏林高手的来源。

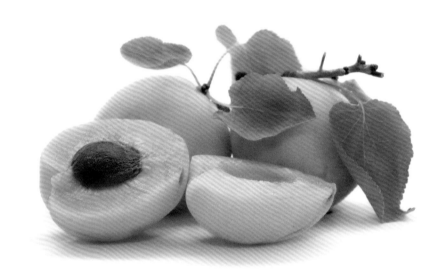

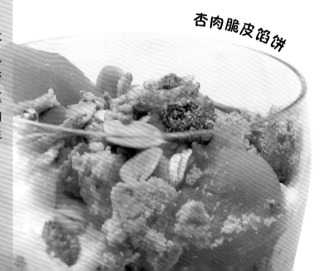

杏肉脆皮馅饼

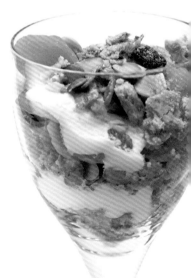

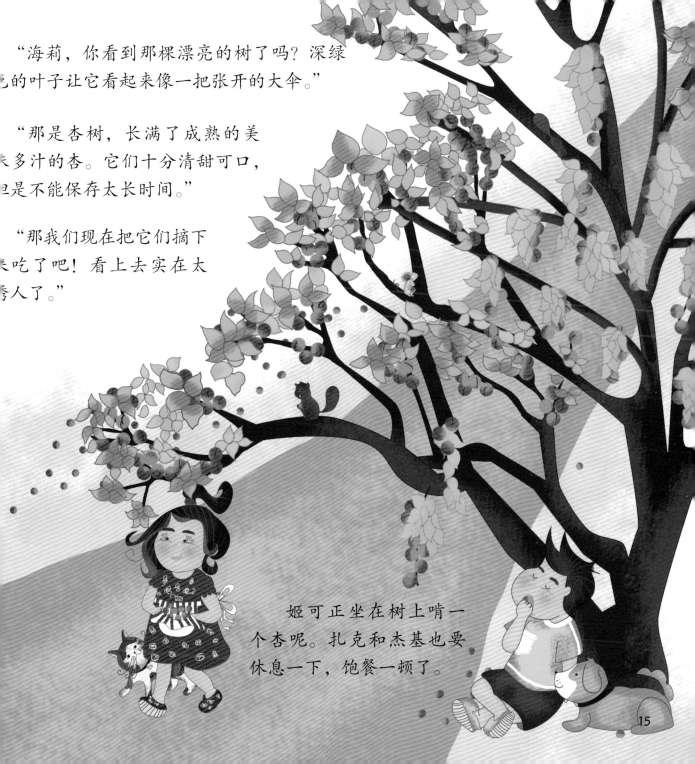

"海莉，你看到那棵漂亮的树了吗？深绿
亮的叶子让它看起来像一把张开的大伞。"

"那是杏树，长满了成熟的美
多汁的杏。它们十分清甜可口，
旦是不能保存太长时间。"

"那我们现在把它们摘下
吃了吧！看上去实在太
秀人了。"

姬可正坐在树上啃一
个杏呢。扎克和杰基也要
休息一下，饱餐一顿了。

15

香蕉

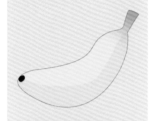

你知道吗？

香蕉含有很多的天然糖分，而且可以迅速补充能量。

香蕉很容易消化，很有营养，很有可能是你婴儿时吃的第一种水果！

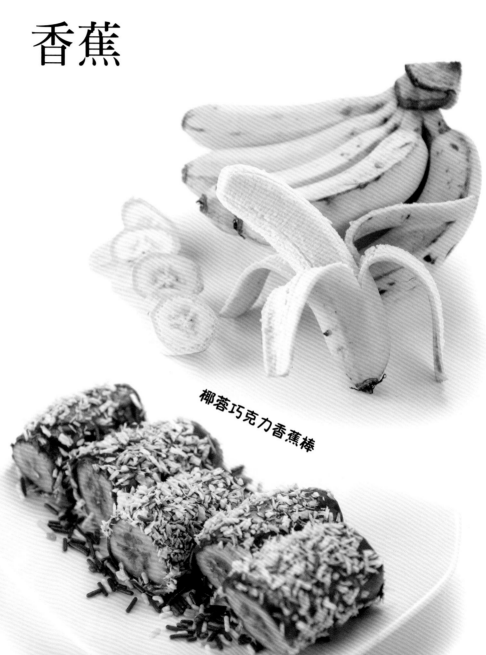

椰蓉巧克力香蕉棒

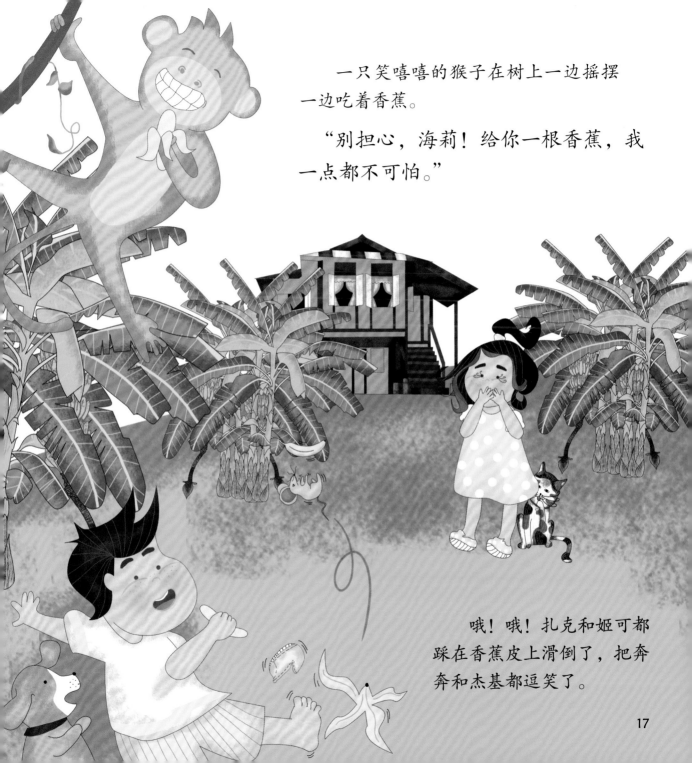

一只笑嘻嘻的猴子在树上一边摇摆一边吃着香蕉。

"别担心，海莉！给你一根香蕉，我一点都不可怕。"

哦！哦！扎克和姬可都踩在香蕉皮上滑倒了，把奔奔和杰基都逗笑了。

17

蓝莓

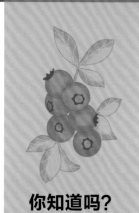

你知道吗?

蓝莓是一种特别方便的食物,因为它既没有皮也没有核。

蓝莓是唯一一种蓝色的水果。

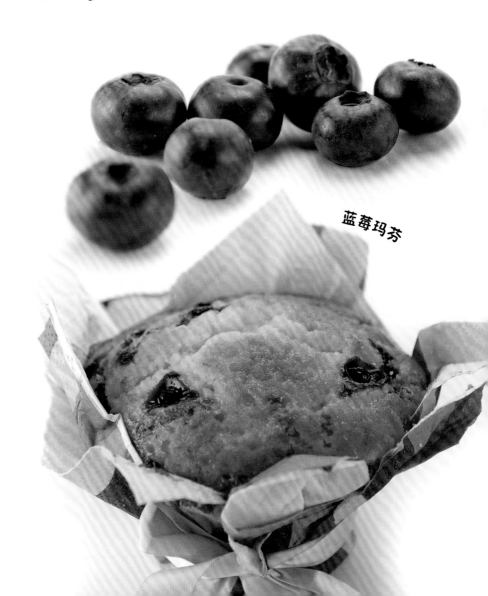

蓝莓玛芬

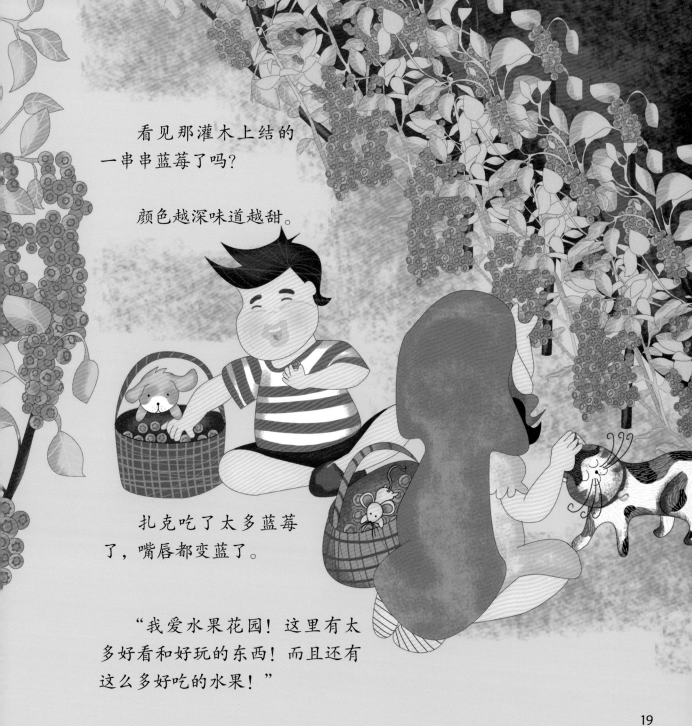

看见那灌木上结的
一串串蓝莓了吗?

颜色越深味道越甜。

扎克吃了太多蓝莓
了,嘴唇都变蓝了。

"我爱水果花园!这里有太
多好看和好玩的东西!而且还有
这么多好吃的水果!"

哈密瓜

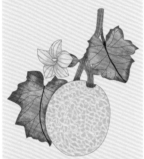

你知道吗?

哈密瓜的英文名来自意大利坎塔卢波教皇花园，有历史学家认为哈密瓜最早是在这里被种出来的。

哈密瓜是长在弯曲的藤蔓上的，哈密瓜在有些地方也被叫做石头瓜。

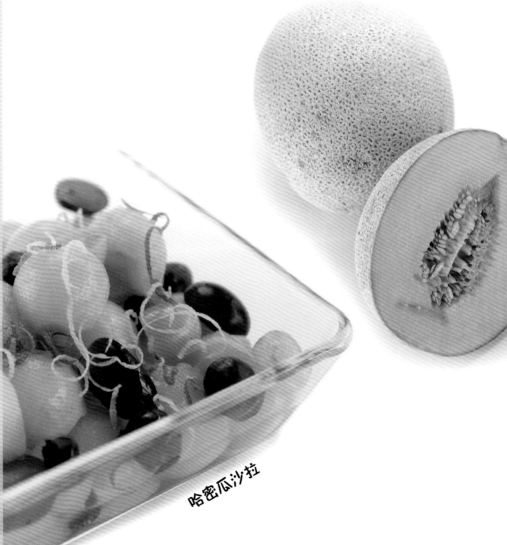

哈密瓜沙拉

"为什么你要把哈密瓜顶在头上呢？我知道它们看起来像气球，但是其实很重啊，你得小心一点。"

当姬可帮着扎克拿哈密瓜的时候，奔奔却偷偷地躲在藤蔓里。

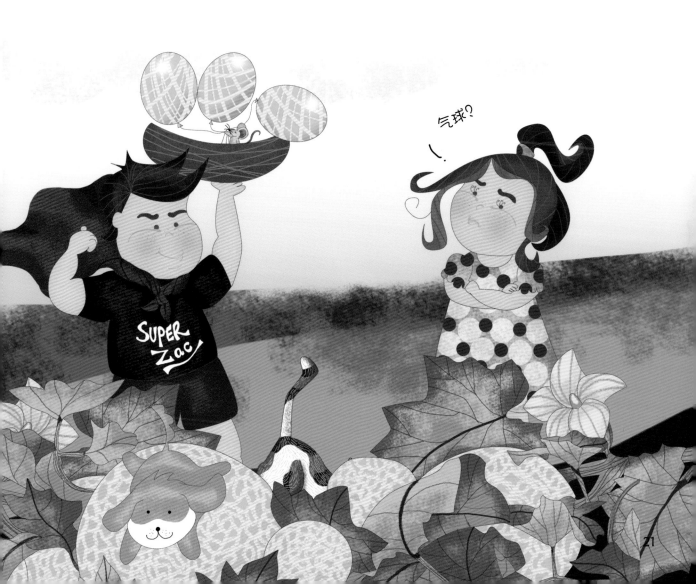

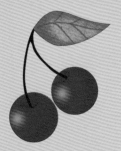

樱桃

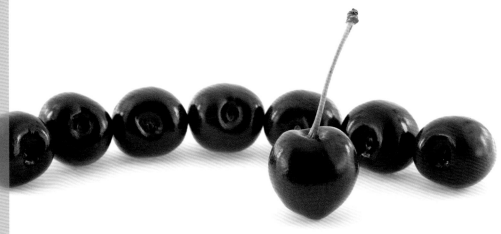

樱桃蛋糕

你知道吗?

　　樱桃一般要成熟才能被摘下，这是一种健康、不含脂肪，大人和孩子都喜欢的零食。

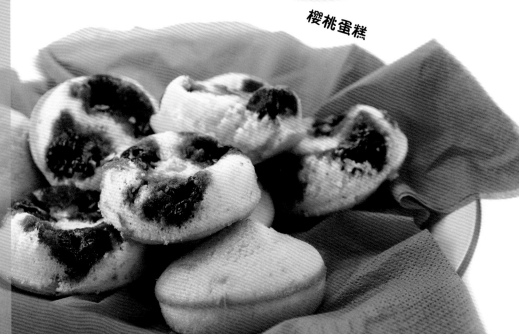

看看扎克和姬可，为了让海莉来烤蛋糕，他们爬到了高高的树上去摘樱桃。

杰基和奔奔正在搅拌敲打着黄油和糖。

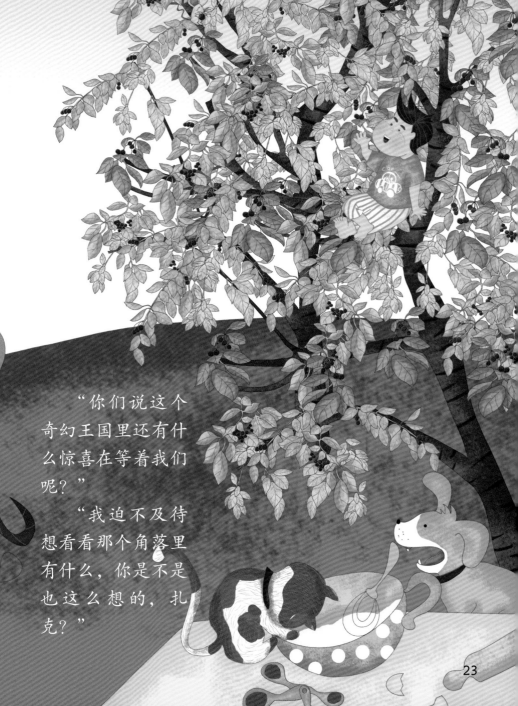

"你们说这个奇幻王国里还有什么惊喜在等着我们呢？"

"我迫不及待想看看那个角落里有什么，你是不是也这么想的，扎克？"

23

枣

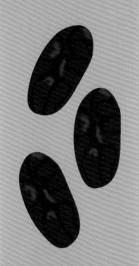

你知道吗?

几千年前枣在中东地区曾是一种主食。

枣的滋补价值可以和药相提并论。

枣里含有多糖,所以枣有时被用来代替糖。

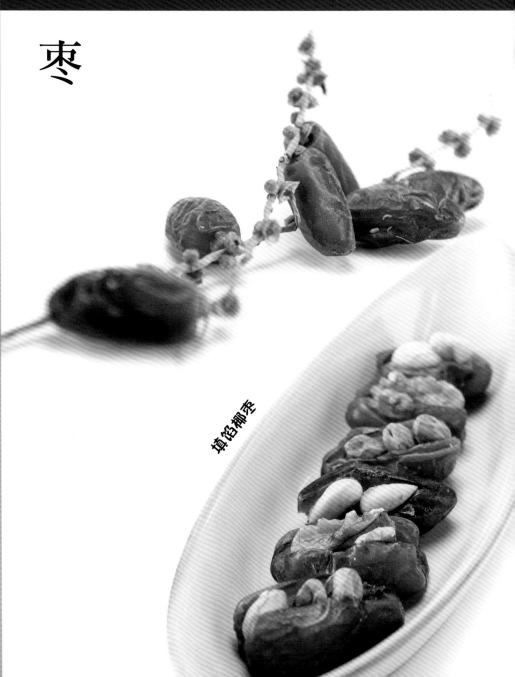

填馅椰枣

枣生长在沙漠烈
日下的高高有大叶子
的树上。

"海莉，看上面。
有个人正在为我们摘
枣呢。"

奔奔和杰基也抬
起头看着，期盼着一
顿美餐。

姬可幻想着他在
马戏团里，顺着藤蔓
一直爬上了树。

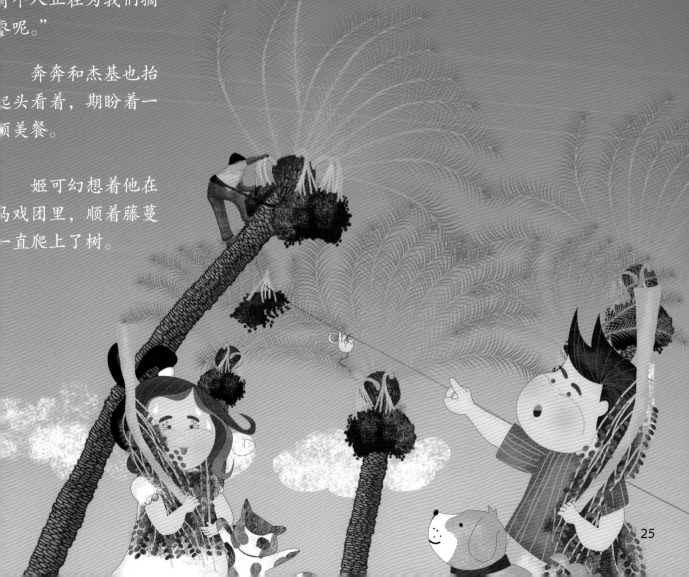

25

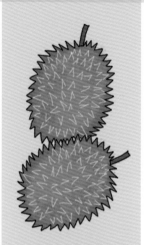

你知道吗?

在亚洲，榴莲被视作"水果之王"。

一个榴莲约有 5 千克。

我们不能摘榴莲，只能等着它们自己从树上掉下来。

榴莲

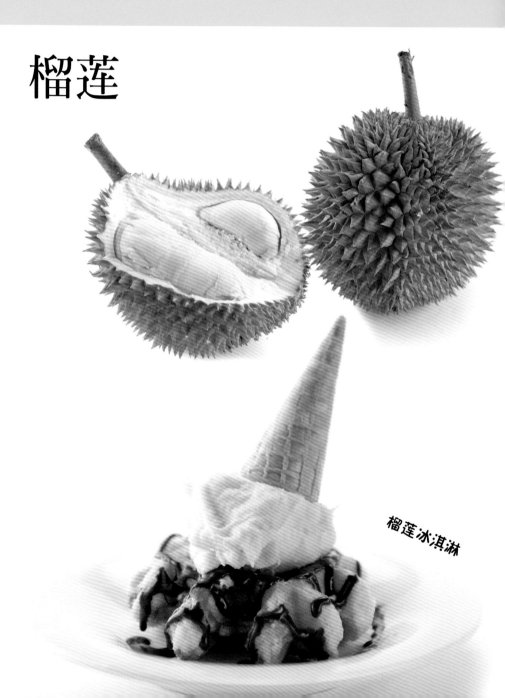

榴莲冰淇淋

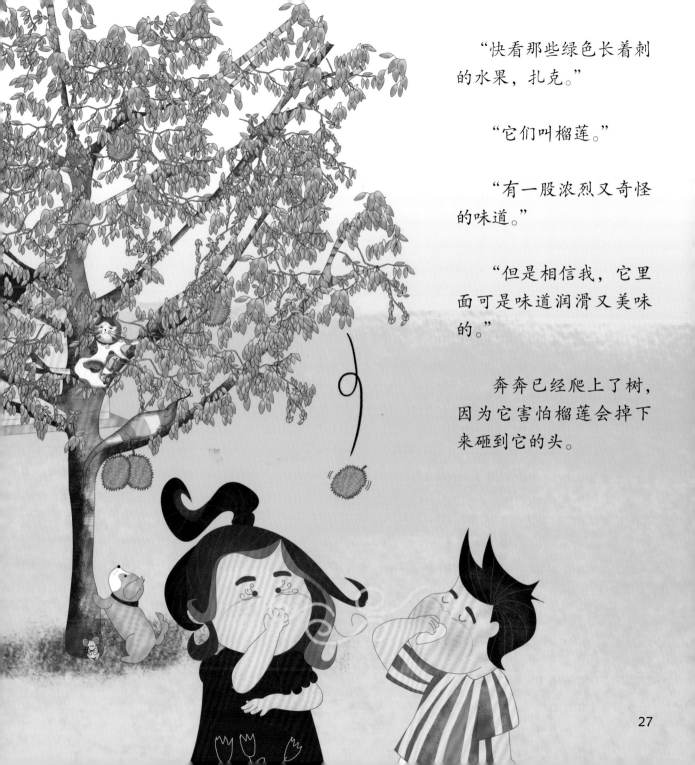

"快看那些绿色长着刺的水果，扎克。"

"它们叫榴莲。"

"有一股浓烈又奇怪的味道。"

"但是相信我，它里面可是味道润滑又美味的。"

奔奔已经爬上了树，因为它害怕榴莲会掉下来砸到它的头。

27

火龙果

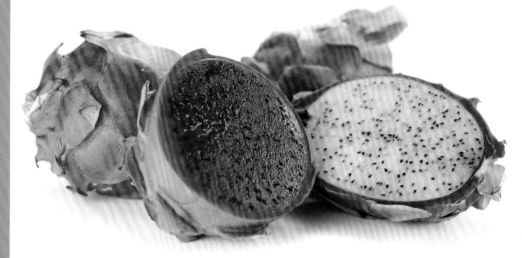

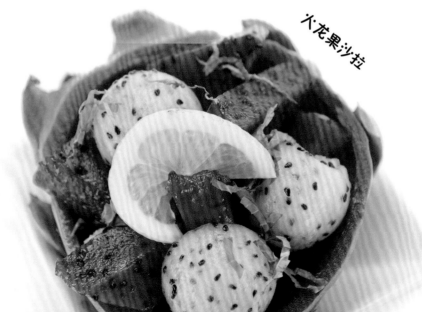

火龙果沙拉

28

扎克和海莉正在
玩耍，他们在舞龙！

这种特殊的舞蹈
一般都在庆祝中国农
历新年时表演。

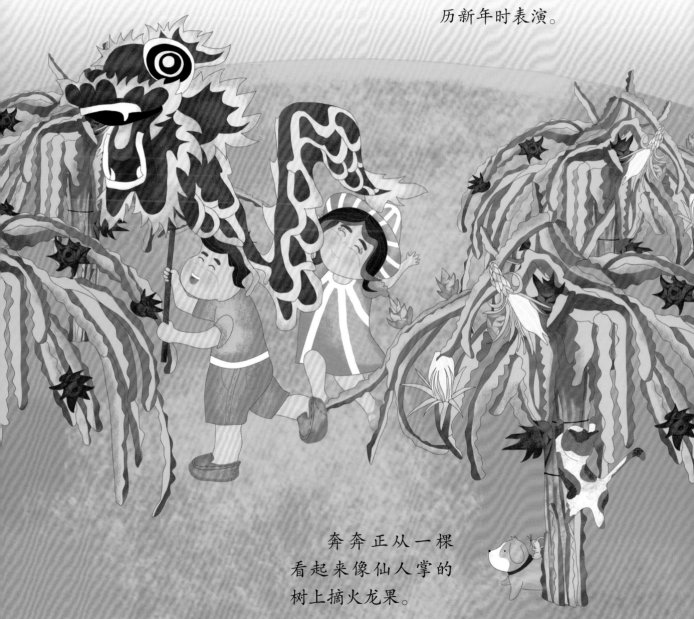

奔奔正从一棵
看起来像仙人掌的
树上摘火龙果。

29

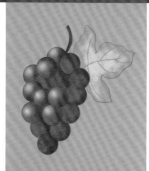

葡萄

你知道吗？

很久以前，葡萄被认为是神才能吃的食物。葡萄籽的健康价值比果肉还要高。

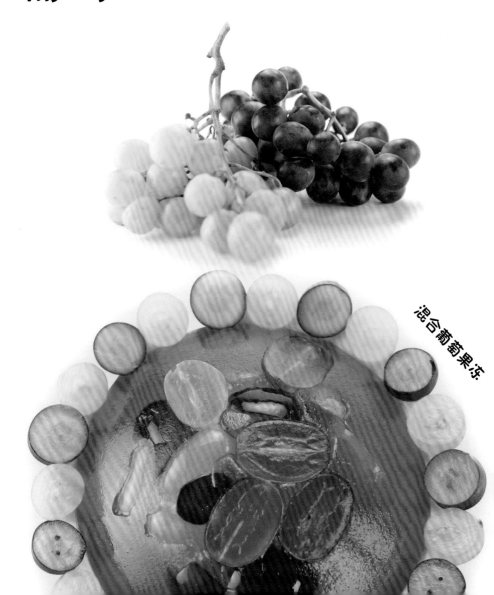

混合葡萄果汁

30

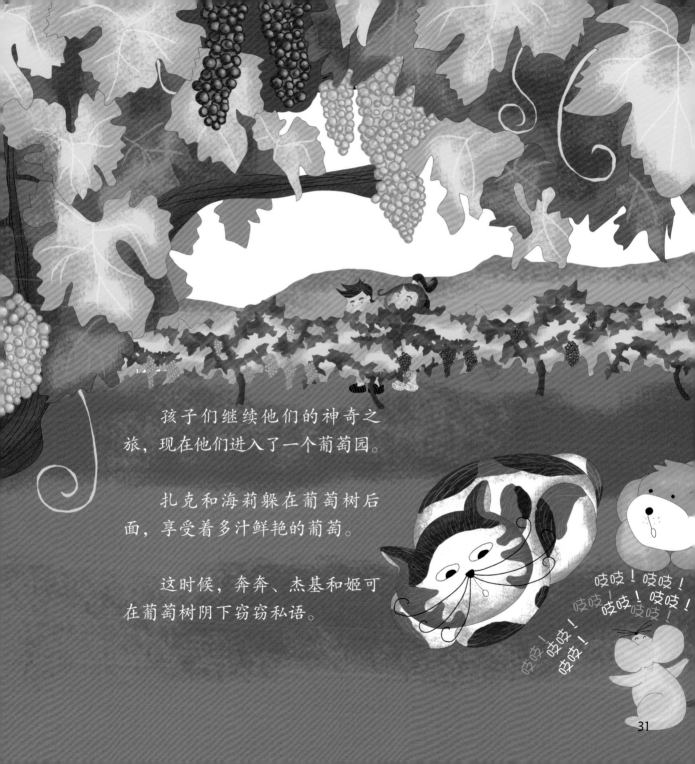

孩子们继续他们的神奇之
旅，现在他们进入了一个葡萄园。

扎克和海莉躲在葡萄树后
面，享受着多汁鲜艳的葡萄。

这时候，奔奔、杰基和姬可
在葡萄树阴下窃窃私语。

吱吱！吱吱！
吱吱！
吱吱！吱吱！
吱吱！吱吱！
吱吱！

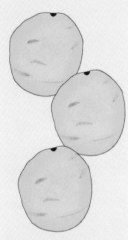

番石榴

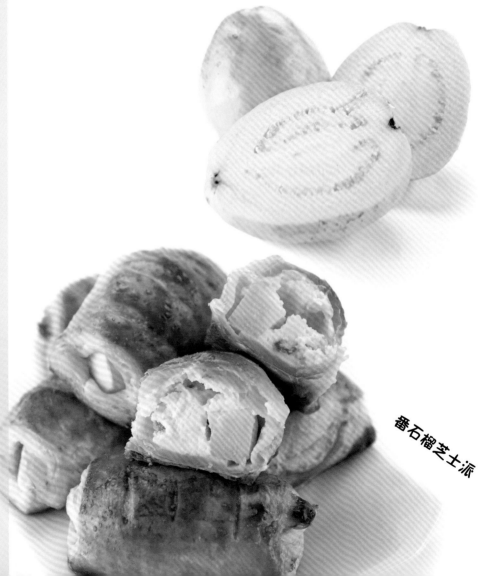

番石榴芝士派

你知道吗?

番石榴因含有多种维生素,所以被称作"超级水果"。

这是一种椭圆形的水果,尝起来有蜂蜜、甜瓜和草莓的味道。

开始下雨了。

海莉和扎克赶快包
住番石榴，以保护它免
受害虫的为害。

"海莉，海莉！
递给我一块布！"

就连小姬可也在
忙。

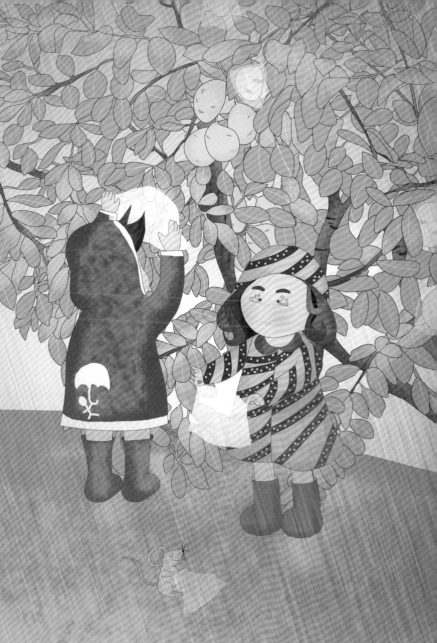

菠萝蜜

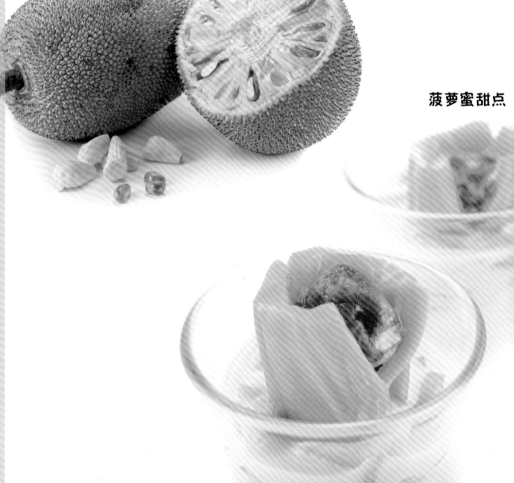

菠萝蜜甜点

你知道吗？

　　菠萝蜜是世界上长在树上的最大的食用水果，它的外表皮十分粗糙，每个果子重量都在 36 千克以上。

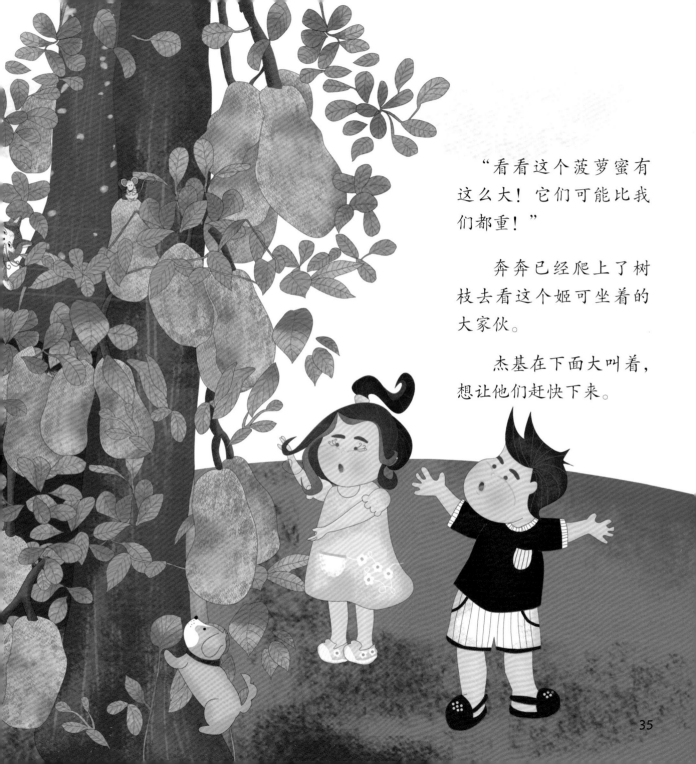

"看看这个菠萝蜜有这么大！它们可能比我们都重！"

奔奔已经爬上了树枝去看这个姬可坐着的大家伙。

杰基在下面大叫着，想让他们赶快下来。

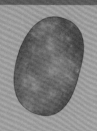

奇异果

你知道吗？

很多人以为奇异果原产于新西兰。

但其实它来自中国南方，之前被称为"中国醋栗"。

奇异果长在藤上，有几百只蜜蜂帮它授粉。

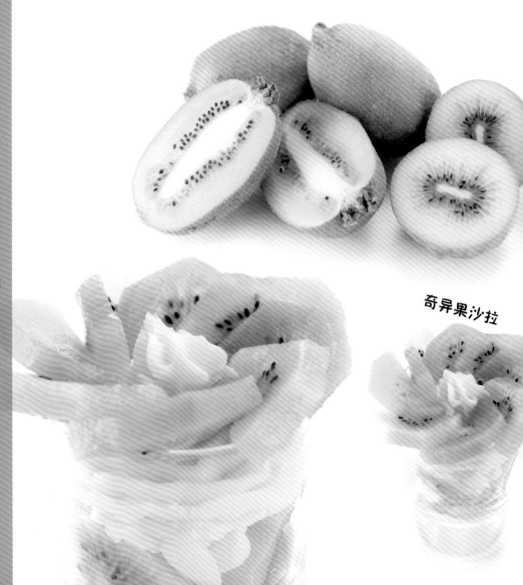

奇异果沙拉

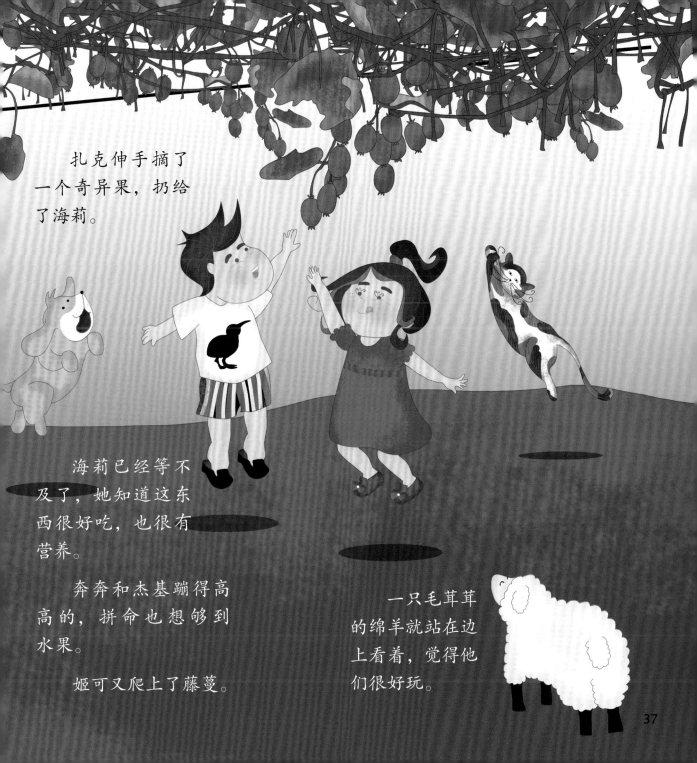

扎克伸手摘了
一个奇异果，扔给
了海莉。

海莉已经等不
及了，她知道这东
西很好吃，也很有
营养。

奔奔和杰基蹦得高
高的，拼命也想够到
水果。

姬可又爬上了藤蔓。

一只毛茸茸
的绵羊就站在边
上看着，觉得他
们很好玩。

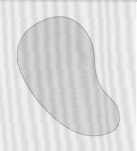

芒果

芒果原产于东南亚。

在印度，芒果树是爱情的象征，也有人相信它可以帮助实现愿望。

在印度文化中，把新鲜的芒果叶子挂在大门外面，可以祝福住宅平安。

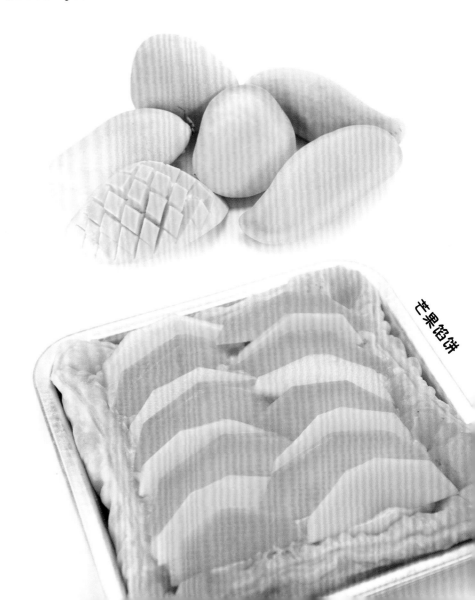

芒果馅饼

38

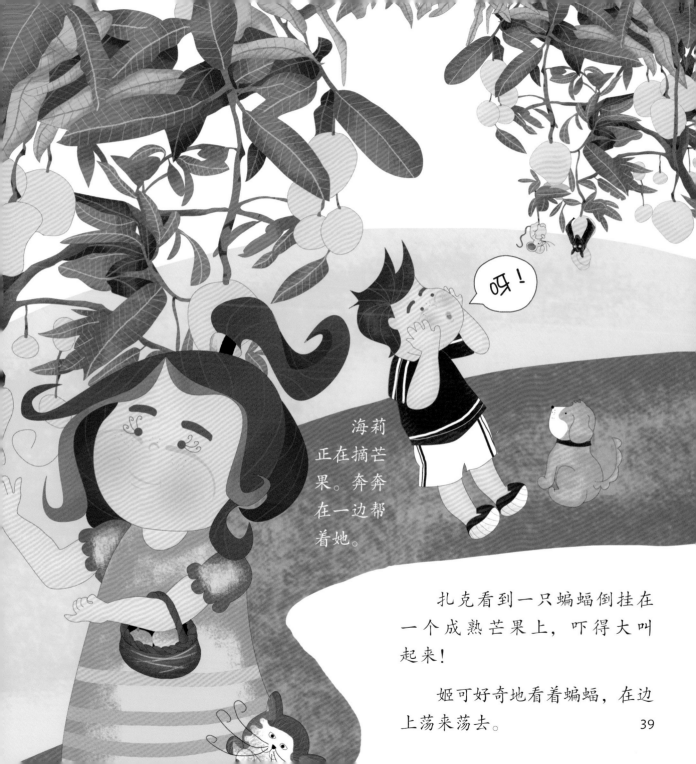

呀!

海莉正在摘芒果。奔奔在一边帮着她。

扎克看到一只蝙蝠倒挂在一个成熟芒果上，吓得大叫起来！

姬可好奇地看着蝙蝠，在边上荡来荡去。

39

山竹

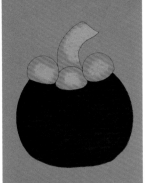

你知道吗?

山竹树要长 15 年才开始结出果实。

山竹壳的底下有一颗小星星,星星有几只角就代表山竹里面有几瓣果实。

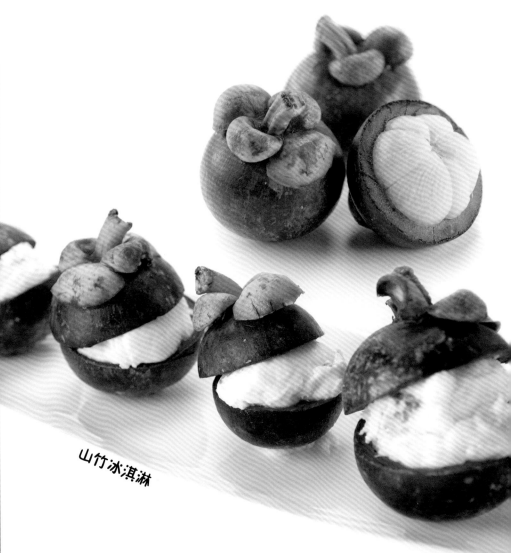

山竹冰淇淋

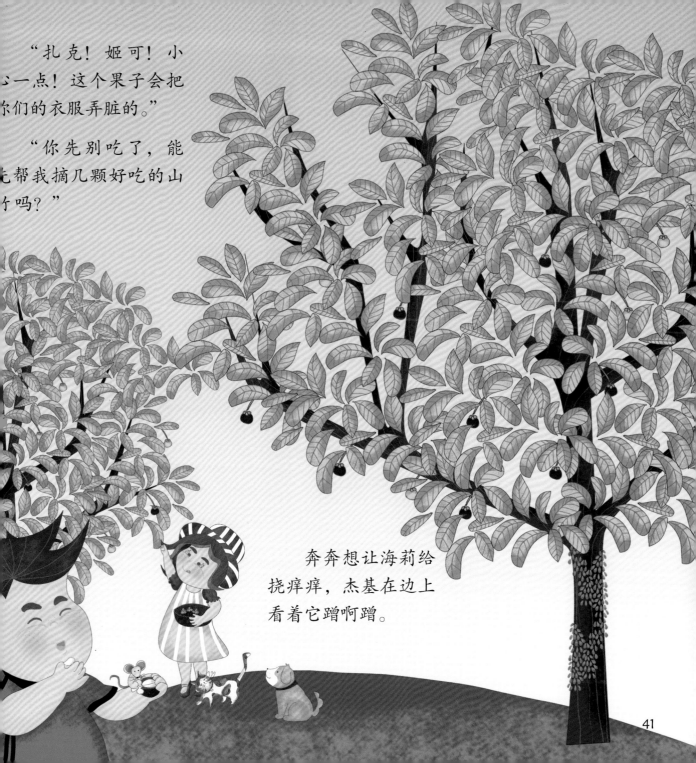

"扎克！姬可！小心一点！这个果子会把你们的衣服弄脏的。"

"你先别吃了，能先帮我摘几颗好吃的山竹吗？"

奔奔想让海莉给挠痒痒，杰基在边上看着它蹭啊蹭。

41

橘子

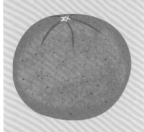

你知道吗?

你种下一颗橘子种子，可能会长出好几棵橘子树苗。

有些树可以活几百年，而且一直在结果子。

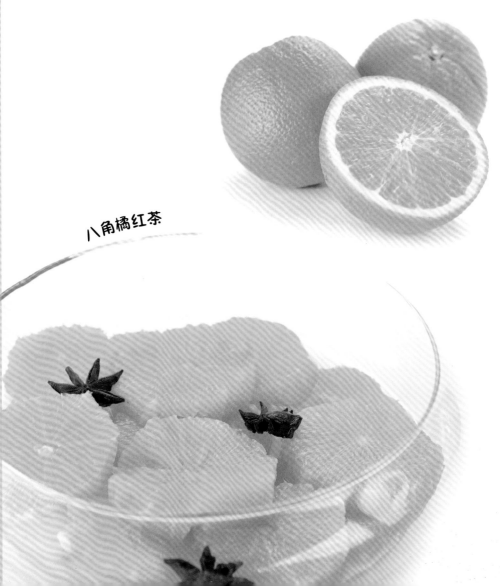

八角橘红茶

42

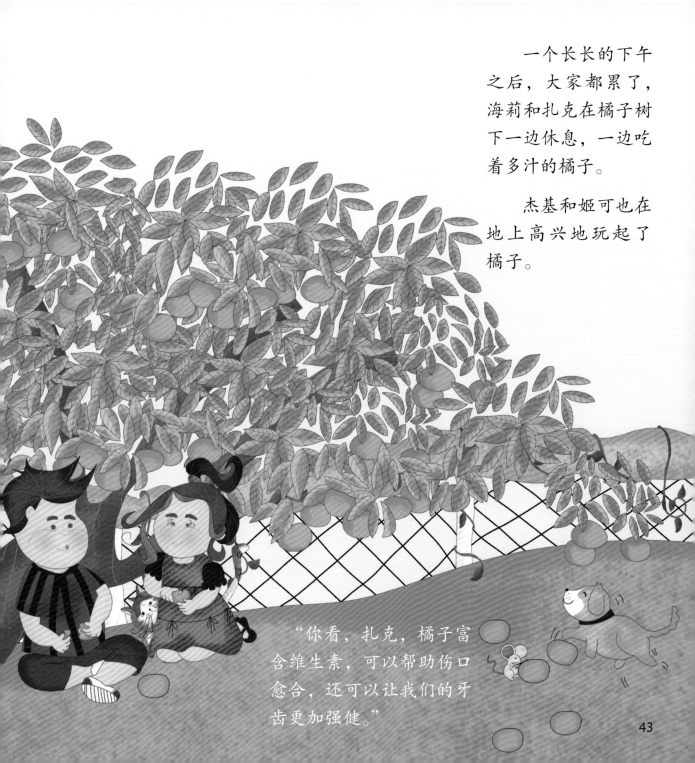

一个长长的下午之后，大家都累了，海莉和扎克在橘子树下一边休息，一边吃着多汁的橘子。

杰基和姬可也在地上高兴地玩起了橘子。

"你看，扎克，橘子富含维生素，可以帮助伤口愈合，还可以让我们的牙齿更加强健。"

43

"我们今天在水果花园玩得很开心，真是棒极了。但是我们现在都累了。过几天再回来玩吧。"

"我爱水果花园！这个奇幻的水果世界！你呢？"

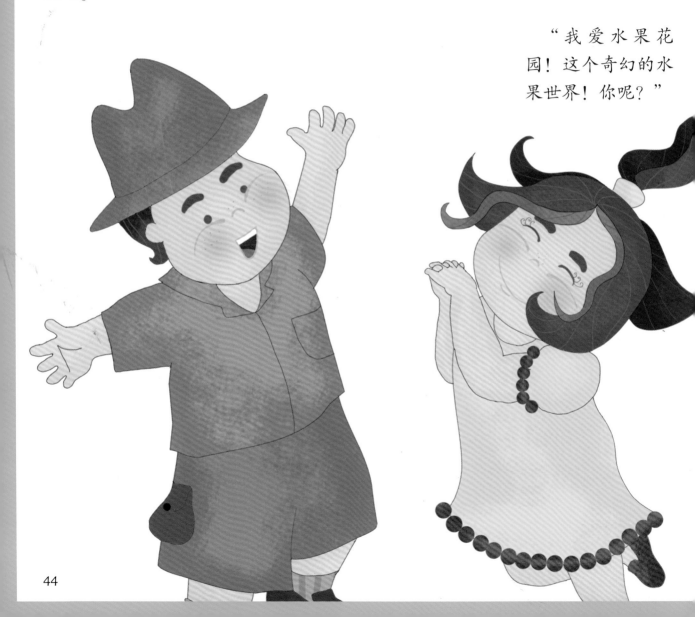

"哦！我们要把摘下的水果拿回家！我们可以按照食谱尝试做一下。"

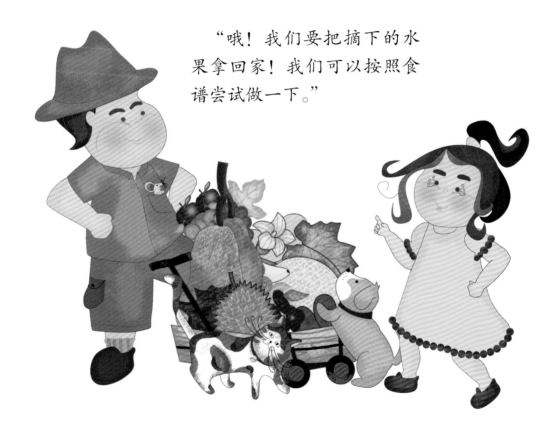

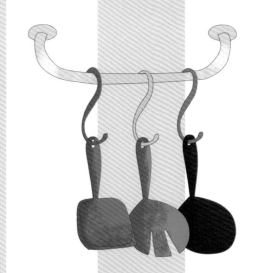

Recipes

食谱

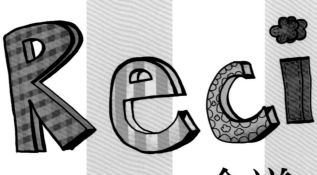

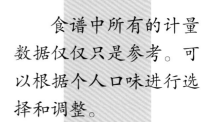

食谱中所有的计量数据仅仅只是参考。可以根据个人口味进行选择和调整。

最重要的是吃得好，并享受制作过程的乐趣！

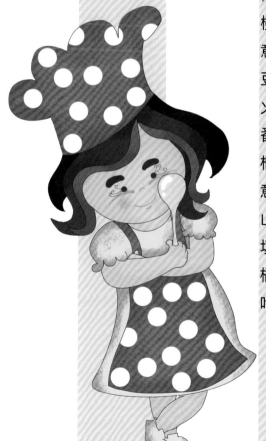

苹果酥

配料

4~6个苹果

32克红糖

16克葡萄干

方法

1. 将苹果去皮、去核并切成薄片；

2. 将切好的苹果放入涂了薄薄一层黄油的盘子中；

3. 加入32克红糖和葡萄干；

4. 用即食水果麦片盖住顶部；

5. 放在200 ℃的烤箱中烘烤直至苹果变软；

6. 搭配冰淇淋或者奶油，尽情享用吧。

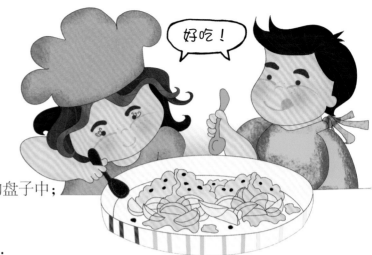

巧克力香蕉棒

配料

4个香蕉，对半切开

8根冰棍

4条巧克力棒

选择你喜欢的坚果

方法

1. 在每半个香蕉上插一根冰棍；

2. 将巧克力融化；

3. 将巧克力倒在铺好蜡纸的烤盘上成一条线；

4. 将香蕉滚动裹满巧克力；

5. 把蘸了巧克力的香蕉的前端在你选择的坚果上滚一下；

6. 让巧克力冷却到室内温度，就可以享用啦！

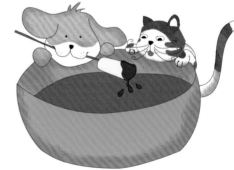

杏肉脆皮馅饼

记料

罐825克的杏罐头，沥去水分
克橘子皮
28克自发面粉
3克全麦面粉
6克红糖
00克无盐黄油
8毫升牛奶（或豆奶）

方法

. 将烤箱升温至180℃；
. 在烤盘上涂油；
. 将杏和橘子皮混合；
. 用勺子将其舀在涂好油的烤盘上；
. 将自发粉过筛；
. 放入黄油搅拌直至呈面包屑状；
. 加入牛奶直至完全混匀；
. 将混合物放在杏的上面；
. 并在最上面撒上红糖；
0. 放入烤箱烘烤20~30分钟，
   直至金黄色；
1. 即可食用！

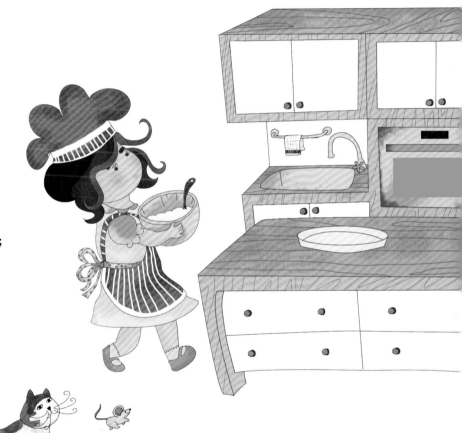

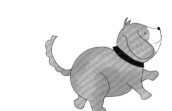

蓝莓蛋糕

配料

128克中筋面粉

3克发酵粉

1.5克小苏打

盐少许

16克细砂糖

1个鸡蛋（或鸡蛋替代物）

158毫升牛奶（或豆奶）

150克蓝莓

植物油

2个中等大小的香蕉，切片备用（可选）

糖粉备用

方法

1. 将面粉、发酵粉、小苏打和盐筛入一个碗中；
2. 把牛奶和鸡蛋打碎搅拌；
3. 用金属调羹将鸡蛋混合物和蓝莓拌入干燥的面粉混合物中，直至混匀；
4. 将不粘锅加热；
5. 在不粘锅表面喷植物油；
6. 每个蛋糕需要32克混合物，将其先加热1~2分钟；
7. 然后翻转蛋糕继续加热直至浅金黄色；
8. 可搭配香蕉食用（如果喜欢的话）；
9. 撒上过筛的糖粉。

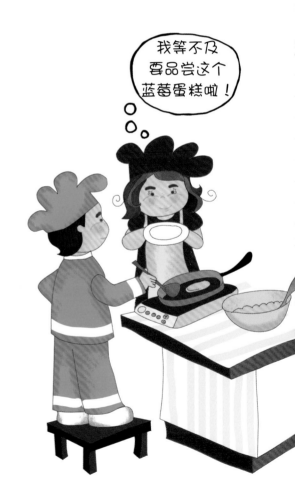

我等不及要品尝这个蓝莓蛋糕啦！

葡萄和苹果果冻

配料

55毫升新鲜苹果汁
6.5克明胶（琼脂）
5克细砂糖（可选）
50克去核青葡萄
50克去核紫葡萄

小提示：琼脂是一种明胶的植物替代物，由海藻做成。

方法

在一个深平底锅中将177毫升苹果汁和明胶（琼脂）混匀；
低温加热直至明胶熔化；
从火上移开平底锅；
将砂糖搅拌进去直至熔化；
加入剩余的苹果汁；
搅拌并冷藏直至胶状物边缘开始凝固；
将青葡萄和紫葡萄分别加入各盛有一半胶状物的模具中；
将冷却的苹果汁舀入；
盖好并冷藏直至全部凝固。

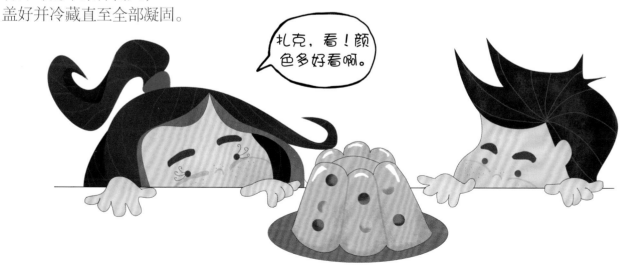

扎克，看！颜色多好看啊。

樱桃蛋糕

配料

128克自发粉
32克黄油或者人造黄油，并切成片
43克黄砂糖
1个鸡蛋（或鸡蛋替代物），打发
6克杏仁香精
（220克左右）红樱桃，去核并切半
8克杏仁片

裱花

生奶油

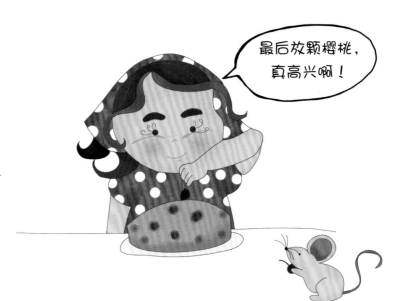

最后放颗樱桃，真高兴啊！

方法

1. 将自发粉筛入碗中；
2. 加入黄油或人造黄油，用手指尖将其揉进面粉中，直至混合物呈面包屑状；
3. 拌入85克的白糖；
4. 加入打发的鸡蛋、杏仁香精和足量牛奶，让它形成在滴干的时候又温柔又黏稠状态。
5. 将混合物转入一个涂好油并铺有不粘性烘烤纸的直径18cm蛋糕模子中；
6. 使混合物与蛋糕模高度保持一致，在表面放上樱桃和杏仁片；
7. 撒入剩余的糖；
8. 在预热的烤箱中180℃烘烤40分钟，直至轻轻按压后可以恢复原状；
9. 冷却不凉不热的时候，从蛋糕模中取出，除去烘烤纸并继续冷却；
10. 尽情享受！

意式猕猴桃冰淇淋

配料

37毫升水
个切碎猕猴桃
4克糖
克柠檬汁
18毫升淡玉米糖浆
克柠檬皮碎

方法

混匀水、糖和玉米糖浆；
加热搅拌至糖溶解；
将猕猴桃倒入食品加工机搅成泥；
加入柠檬汁、柠檬皮和糖并混匀；
将其倒入浅金属盘并冷冻至其成固态但不坚硬；
用电动搅拌机搅拌至蓬松状态；
再次冷冻至可以用勺子盛起来的状态。

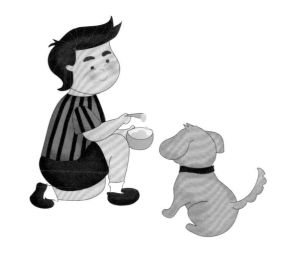

豆腐芒果布丁

配料

4克嫩豆腐
6克甜芒果肉
量豆蔻粉末
碎的开心果

方法

将豆腐、芒果肉和豆蔻粉混在一起；
冷冻至准备食用；
撒上切碎的开心果。

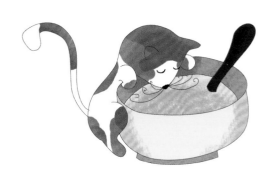

火龙果沙拉

配料
1个红肉火龙果
1个白肉火龙果
适量盐和胡椒粉
1个柠檬的汁
1个橙子的汁

方法
1. 将火龙果切成两半；
2. 将果肉和果皮分离；
3. 将果肉放在砧板上；
4. 留着果皮装盘的时候用；
5. 将果肉切成小立方体；
6. 将果肉放回到果皮中；
7. 将果汁混匀；
8. 把果汁浇到沙拉上面；
9. 加上适量的椒盐；
10. 看起来非常好看，红色和自己的火龙果，既美味
    又漂亮。

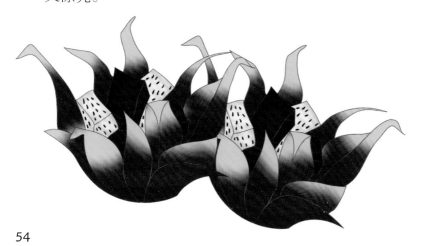

番石榴清饮

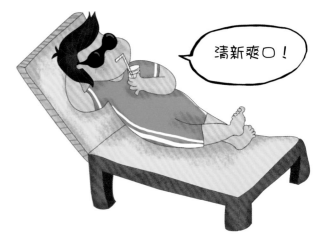

清新爽口！

配料
128克糖
237毫升水
用2个番石榴果肉榨出番石榴汁
118毫升橙汁
237毫升菠萝汁
6克碎橘皮
2瓶冰镇姜汁汽水

方法
1. 混匀糖和水；
2. 搅拌至糖溶解；
3. 冷却；
4. 搅拌果汁和橘皮；
5. 冷冻；
6. 加入冰和姜汁汽水。

榴莲果冻

配料

50毫升（1/4杯）鲜牛奶（或豆奶）
50毫升炼乳
3克蛋糊粉
100克榴莲果肉
110毫升椰奶
150克细白砂糖
12克琼脂粉末
0.75克盐
200毫升水
160毫升鲜牛奶（或豆奶）

方法

1. 在一小碗中把50毫升鲜牛奶和50毫升炼乳和蛋糊粉混匀；
2. 把榴莲果肉泥和椰奶加入混合物中；
3. 将水、牛奶、糖、盐和琼脂粉放在调味盘中；
4. 将步骤3的混合物低温加热5分钟；
5. 将步骤4的混合物倒入步骤1的混合物中；
6. 然后倒入浅锅加热；
7. 离开热源；
8. 倒入单独的湿碗，冷却至室温，然后再放到冰箱里冷却。

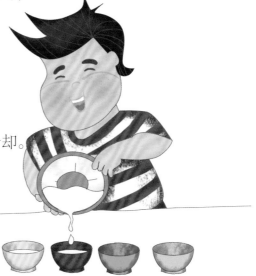

意式菠萝蜜布丁

配料

113克菠萝蜜泥（或一罐熟菠萝蜜罐头）

226克重奶油

170克酸奶

64克糖

10个豆蔻荚

2滴香草香精

3克琼脂粉

方法

1. 把琼脂撒在9克水中并放置几分钟；

2. 把奶油和豆蔻加入调味盘中并在中火上面煮沸；

3. 加入香草香精并小火炖10~15分钟；

4. 取走豆蔻；

5. 将软化的琼脂加入奶油并混匀直至琼脂完全溶解；

6. 同时，把酸奶、菠萝蜜泥和糖放在一个杯子，搅拌均匀，直至形成柔滑的混合物；

7. 将酸奶、菠萝蜜泥混合物倒入奶油中；

8. 搅拌至混匀；

9. 浇在小干奶酪或甜点上；

10. 在冰箱中冷却至少3小时；

11. 配草莓酱或蓝莓酱（果酱）。

提示： 可用同样质量的
无色明胶代替琼脂粉。

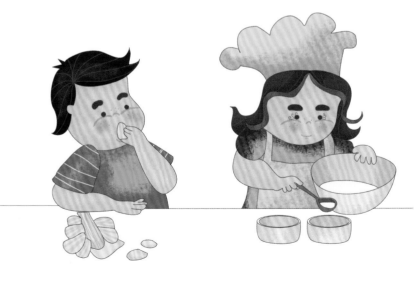

山竹冰沙

配料

- 800克山竹
- 克糖
- 2个柠檬榨的汁
- 7毫升水

方法

将糖和水混匀；
小火加热至成为糖浆；
将山竹果肉分离；
用手指挤多肉的白色部分，从种子中分离
出果肉；
把果肉搅拌至592毫升果泥；
混匀糖浆、果泥和柠檬汁；
彻底冷却；
将混合物加入冰淇淋机按说明书制作。

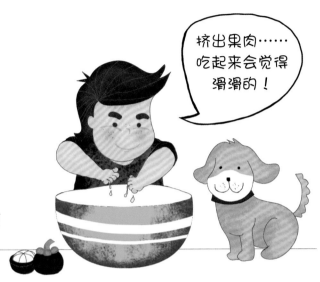

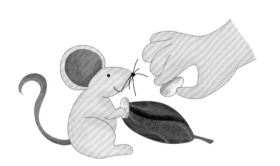

填馅椰枣

配料

去核椰枣
脱核坚果（胡桃、杏仁、山核桃等）

方法

1. 把椰枣一个个切开；
2. 把坚果放在中间，再把枣合上。

橘皮八角和
桂皮糖浆

配料
4个橙子
237毫升水
128克糖（或蜂蜜或金色糖浆）
3片八角
2厘米长的肉桂棒

方法
1. 将橙子削皮；
2. 把橙子上的白筋剥去；
3. 去籽，把橙子切成约0.6厘米厚片；
4. 把水和糖放调味盘中混匀；
5. 在中火上面加热；
6. 加入橙子皮、八角和肉桂，并且味道混合均匀；
7. 加热至糖浆足够黏稠；
8. 把热糖浆浇在橙子上面；
9. 加盖，冷却至室温；
10. 可以冷藏食用。

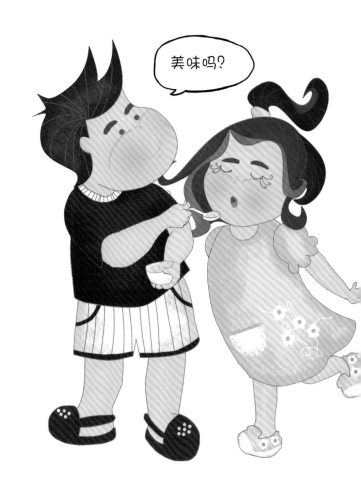

美味吗？

哈密瓜沙拉

配料

28克去籽切碎的哈密瓜
4克切碎的黑葡萄
4克切碎的绿葡萄
4克切碎的红葡萄
4克切碎的桃子
4克酸橙汁
2克蜂蜜（或糖浆）

方法

在一个大碗里混匀水果；
把酸橙汁和蜂蜜混匀并轻轻地浇
在水果上面。

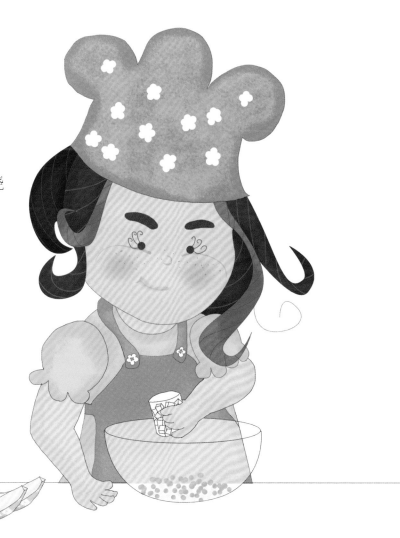

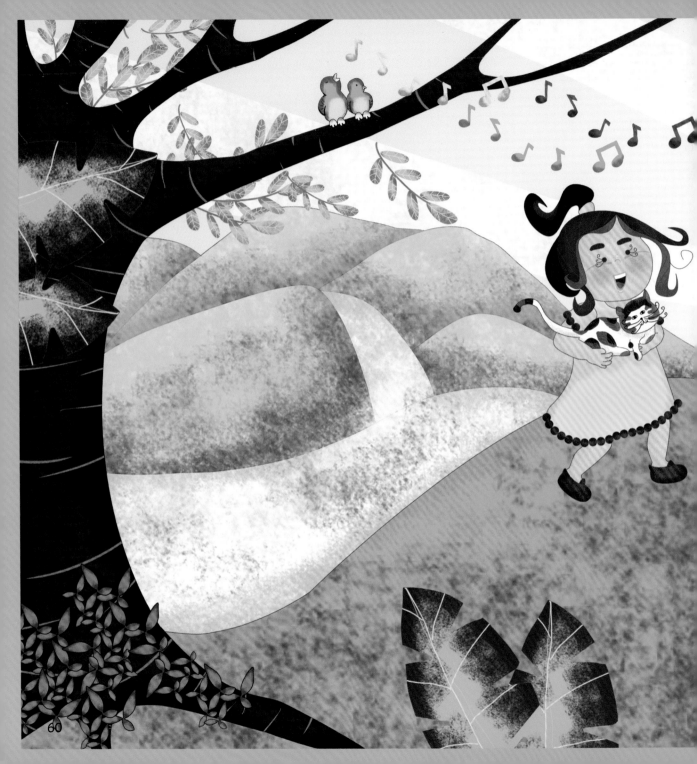

新的一天，孩子们又来到了水
果花园——奇幻的水果王国。

他们满心期待下一个快乐时
光，可以尽情地发现、学习、品
尝，还能收获更多的水果。

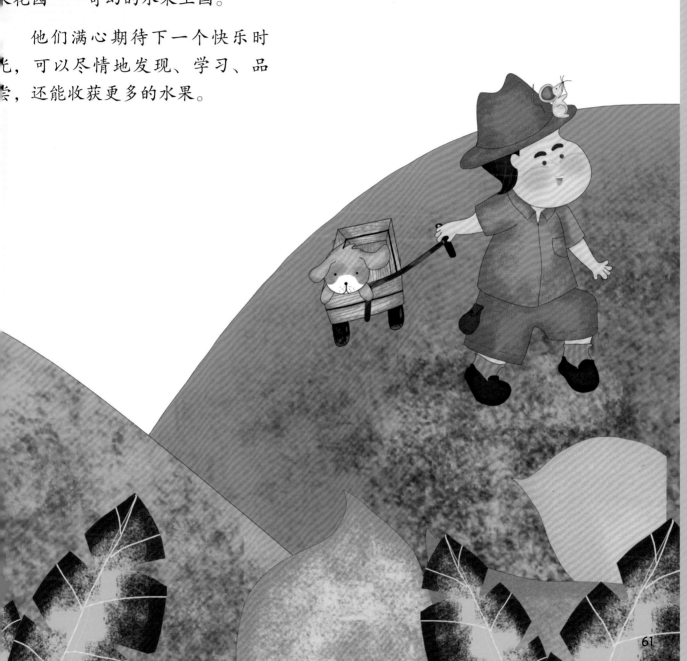

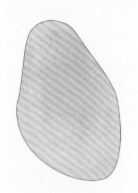

木瓜

你知道吗?

木瓜里面黑色的种子是可以吃的,味道像辣椒一样。

有一些地方管木瓜树叫"药树",因为它的种子和叶子都可以做药材。

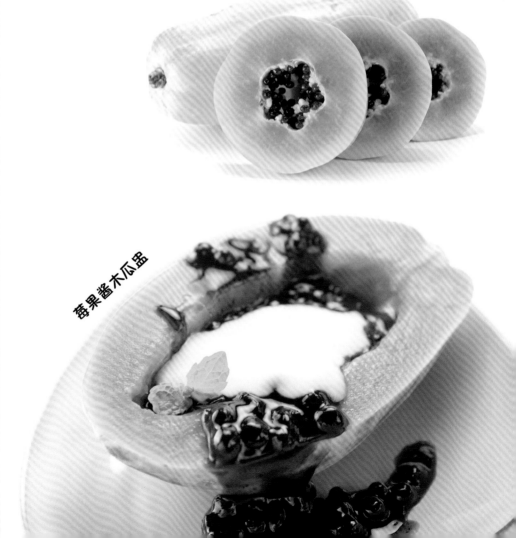

莓果酱木瓜盅

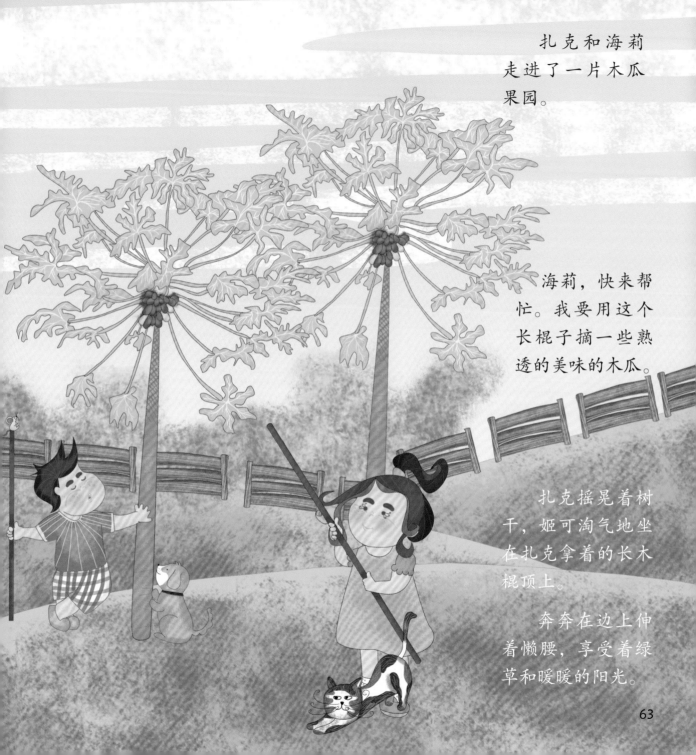

扎克和海莉走进了一片木瓜果园。

海莉，快来帮忙。我要用这个长棍子摘一些熟透的美味的木瓜。

扎克摇晃着树干，姬可淘气地坐在扎克拿着的长木棍顶上。

奔奔在边上伸着懒腰，享受着绿草和暖暖的阳光。

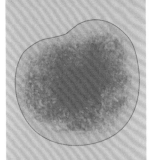

桃子

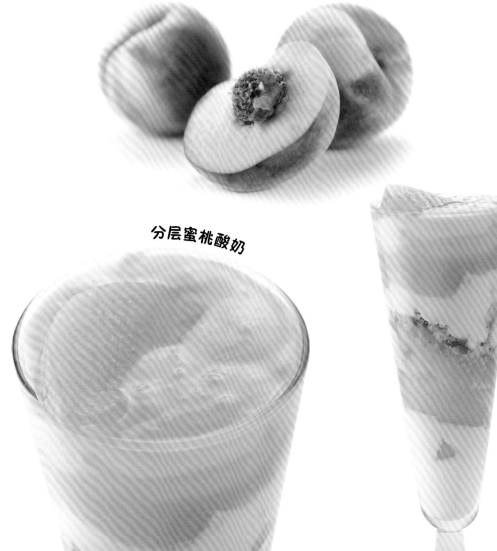

分层蜜桃酸奶

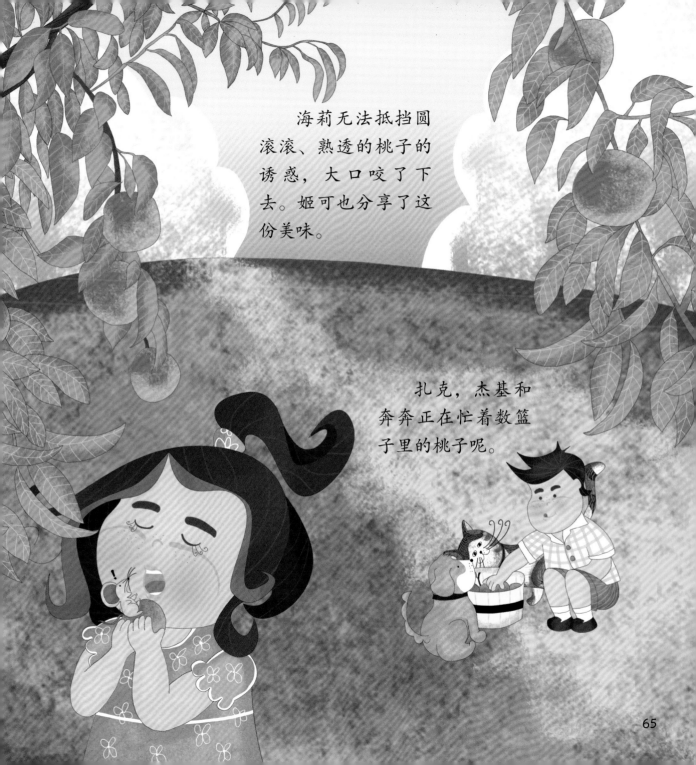

海莉无法抵挡圆滚滚、熟透的桃子的诱惑，大口咬了下去。姬可也分享了这份美味。

扎克，杰基和奔奔正在忙着数篮子里的桃子呢。

65

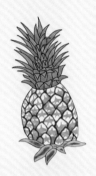

菠萝

你知道吗?

你可以种一棵你自己的菠萝植株。

把菠萝的花冠摘下来，风干两三天，然后把它种下去。

菠萝叶子的纤维可以用来做坚固的绳子和衣服，叫做"PINTO"。

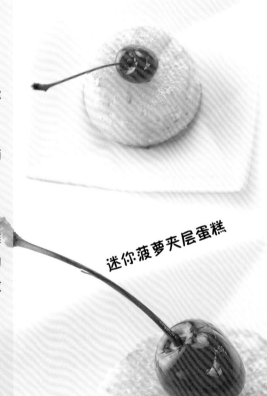

迷你菠萝夹层蛋糕

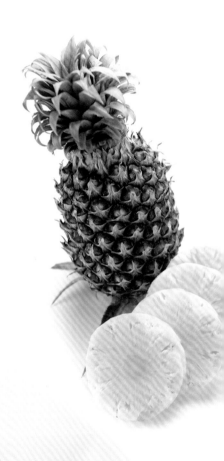

海莉和扎克把菠萝都装在了两个篮子里，扛在肩上。

奔奔、杰基和姬丁都坐在篮子里，搭了个便车。

"小心点，海莉。"

"他们要掉下去了！"

扎克又累又渴，很想喝点东西。

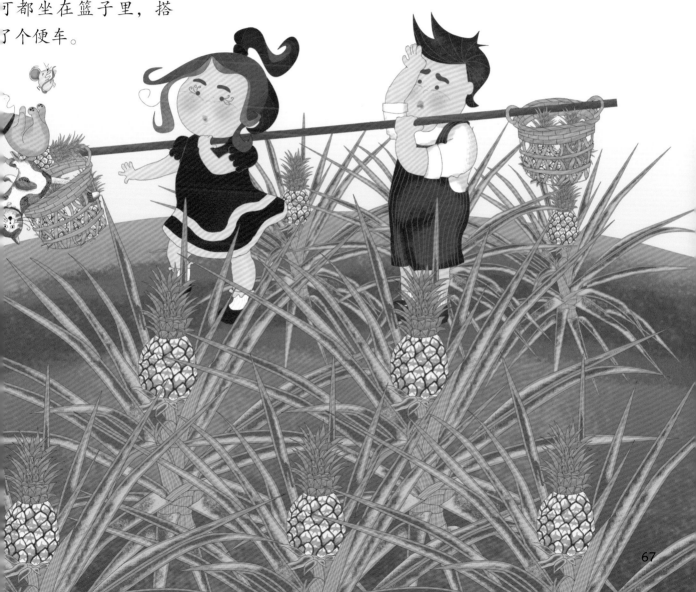

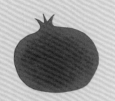

石榴

石榴是一种红色多汁还有很多籽的水果，在地中海东部被当作食物和草药已有几千年历史了。

被认为是多产的象征物，因为它一个果实就可以结出许多许多种子。

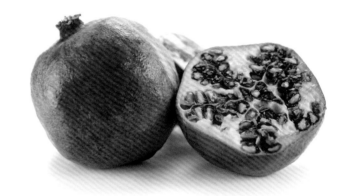

石榴橘子沙拉

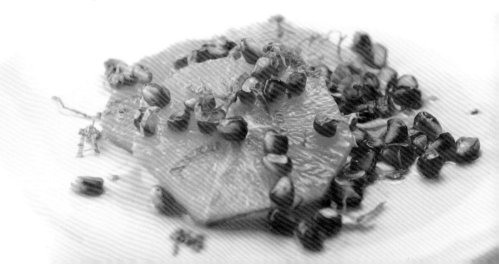

68

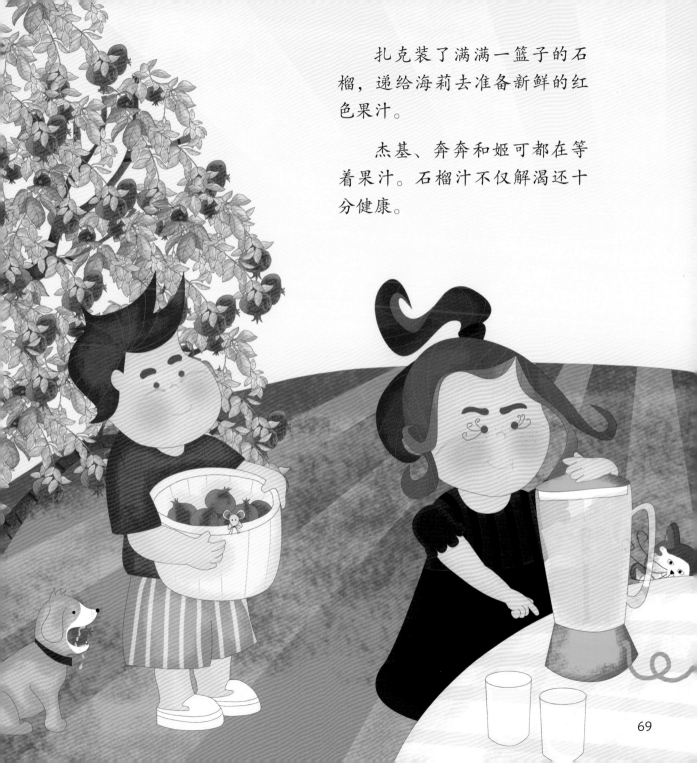

扎克装了满满一篮子的石榴，递给海莉去准备新鲜的红色果汁。

杰基、奔奔和姬可都在等着果汁。石榴汁不仅解渴还十分健康。

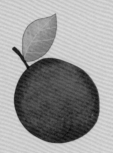

李子

你知道吗？

李子树在除了南极洲以外的各大洲都能生长。

它们既有营养，热量又少。

李子是非常好的零食，还有助于消化。

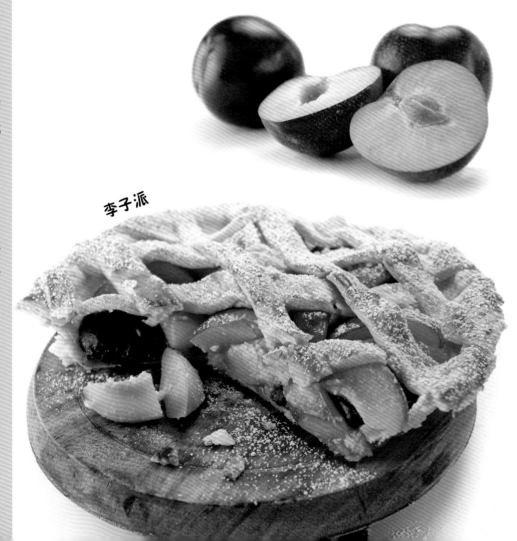

李子派

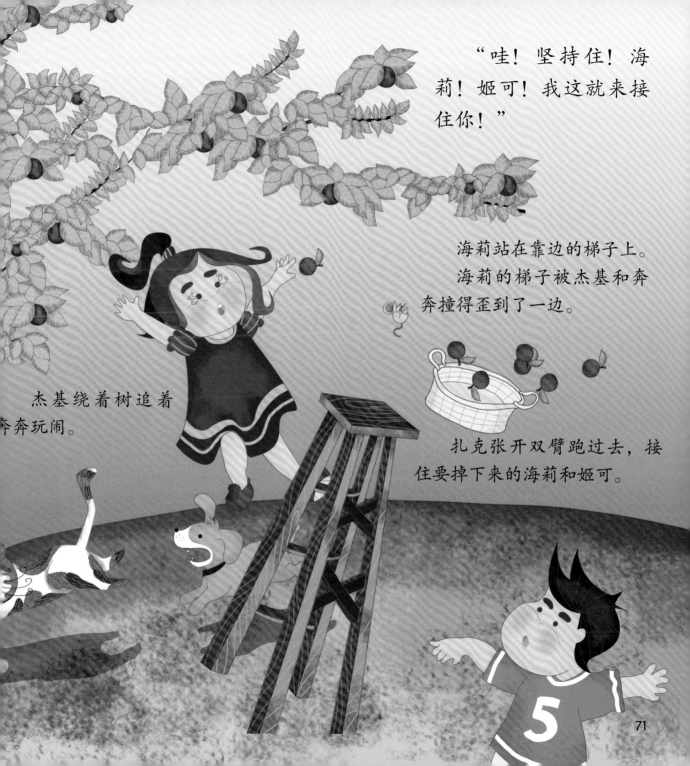

"哇！坚持住！海莉！姬可！我这就来接住你！"

海莉站在靠边的梯子上。海莉的梯子被杰基和奔奔撞得歪到了一边。

杰基绕着树追着奔奔玩闹。

扎克张开双臂跑过去，接住要掉下来的海莉和姬可。

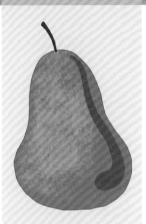

梨

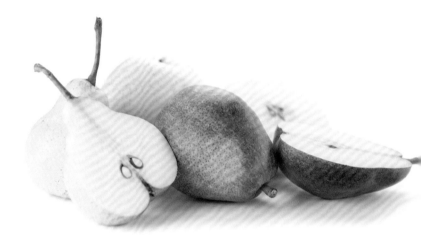

你知道吗?

梨在古希腊文字资料中就有提到。

古代的中国人认为梨是长生不老的象征,因为梨树可活很多年。

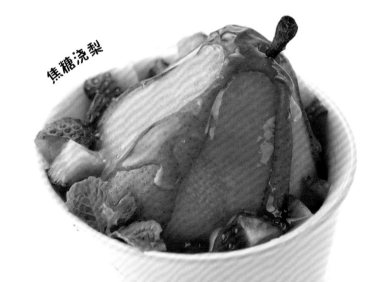

焦糖浇梨

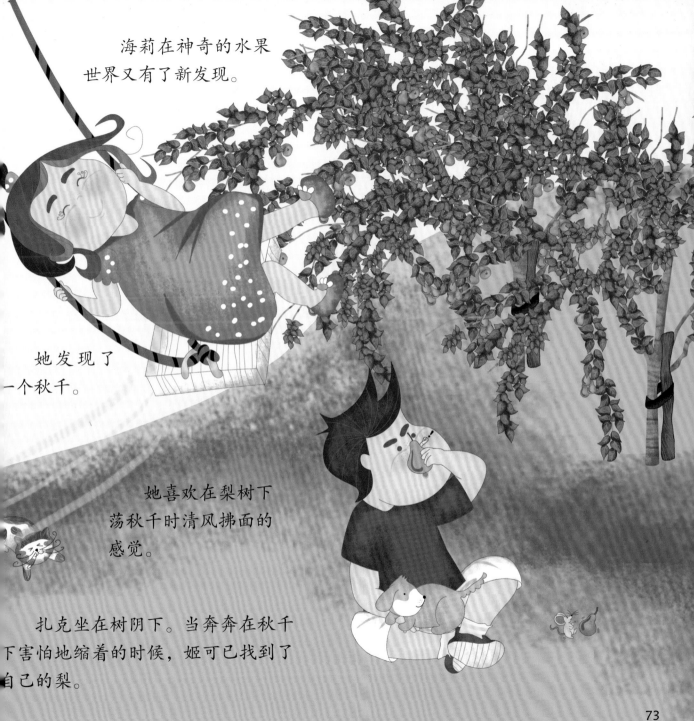

海莉在神奇的水果
世界又有了新发现。

她发现了
一个秋千。

她喜欢在梨树下
荡秋千时清风拂面的
感觉。

扎克坐在树阴下。当奔奔在秋千
下害怕地缩着的时候，姬可已找到了
自己的梨。

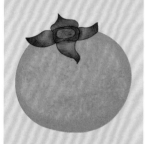

柿子

你知道吗?

柿子来自中国。后来，它们被引入到日本。

现在柿子被日本当作"国果"。

在中国，柿子被当作治疗打嗝的偏方。

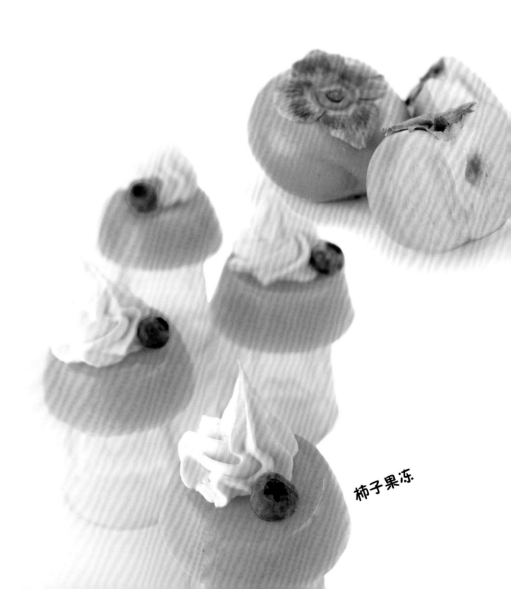

柿子果冻

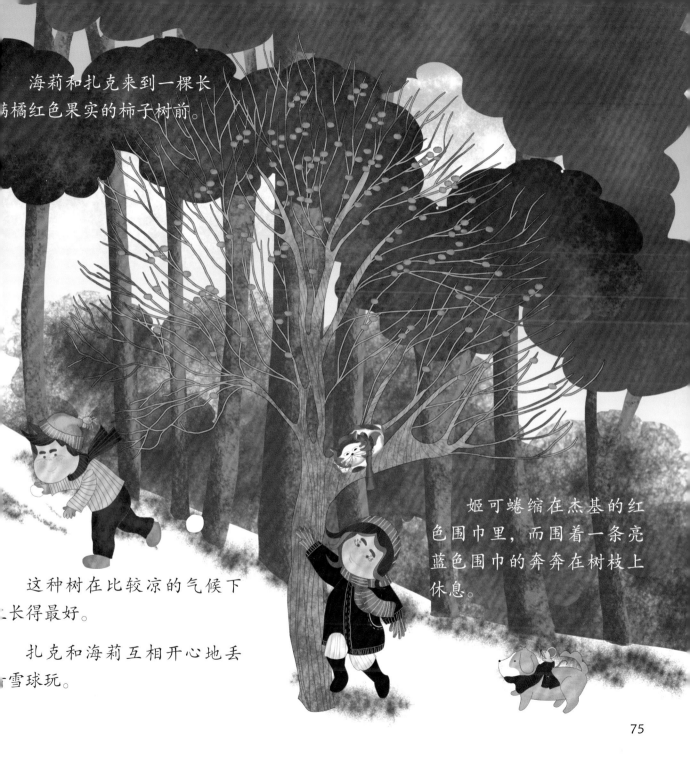

海莉和扎克来到一棵长
满橘红色果实的柿子树前。

这种树在比较凉的气候下
生长得最好。

扎克和海莉互相开心地丢
着雪球玩。

姬可蜷缩在杰基的红
色围巾里，而围着一条亮
蓝色围巾的奔奔在树枝上
休息。

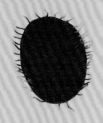

红毛丹

你知道吗？

红毛丹是来自马来西亚的热带水果。

这名字来源于马来语的"头发"，因为它表面长着像头发一样的外壳。

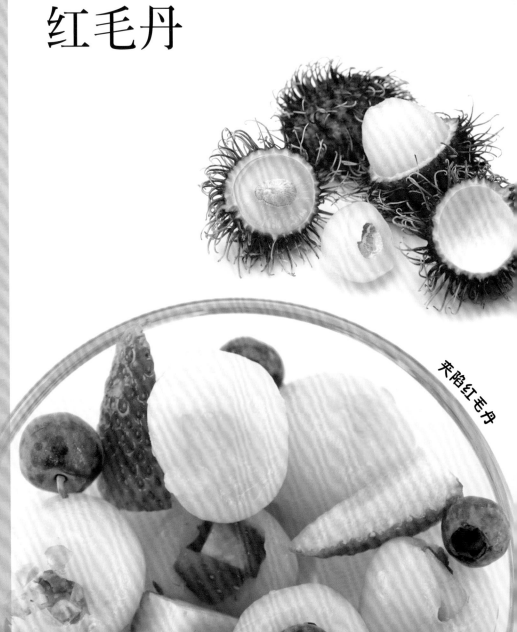

来盘红毛丹

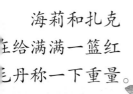

　　海莉和扎克
在给满满一篮红
毛丹称一下重量。

　　海莉负责把
重量记在她的大
本子上。

　　姬可负责读天
平上的数。

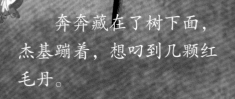

　　奔奔藏在了树下面,
杰基蹦着,想叼到几颗红
毛丹。

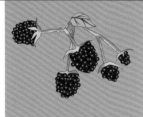

覆盆子

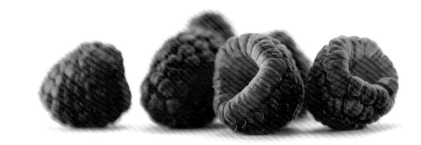

你知道吗？

传说覆盆子原来是白色的。

据希腊神话，美丽的水边女神艾达在为婴儿宙斯摘覆盆子的时候割破了手指，她的血染红了覆盆子，使它永远变成了红色。

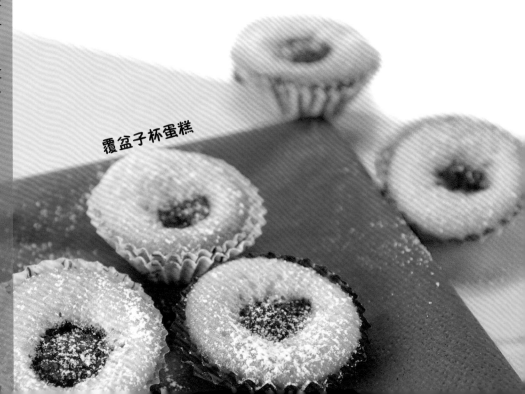

覆盆子杯蛋糕

扎克和海莉来到了一大片长覆盆子的灌木丛中。

他们吃了好多好多新鲜又充满果汁的水果，直到肚子撑得吃不下了为止。

姬可趴在扎克健壮的肩膀上，吃着自己的覆盆子。

杰基和奔奔在灌木丛里玩耍。

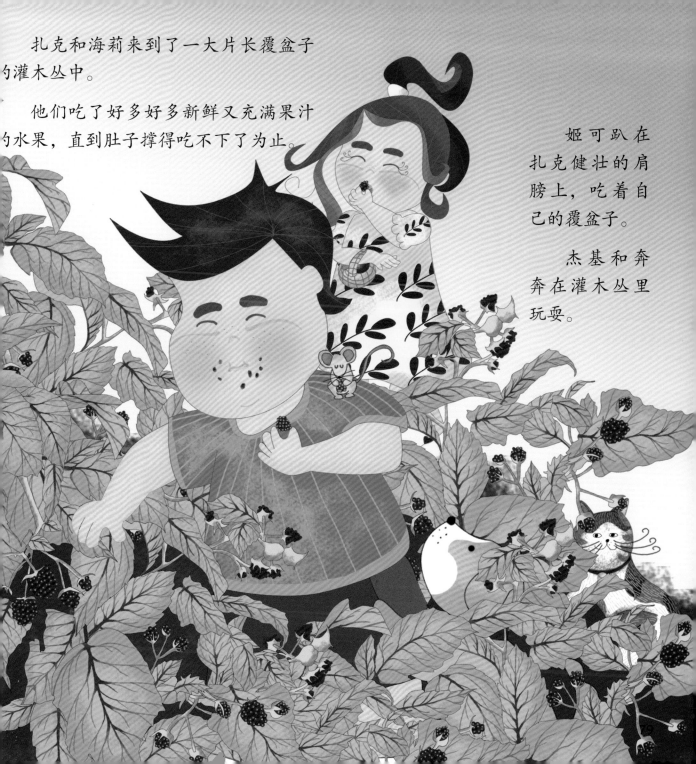

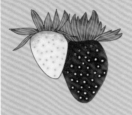

草莓

你知道吗?

草莓是世界上唯一一种种子长在外面的水果。

草莓最早在古罗马种植，它也被用做草药。

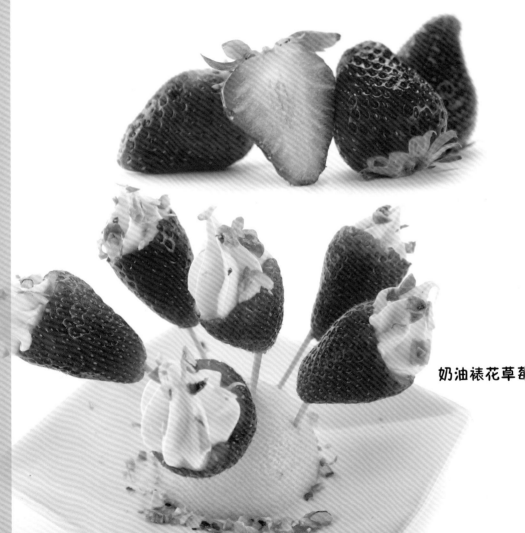

奶油裱花草莓

扎克咬了一口草莓，他碰巧咬到了个酸的，让他忍不住地做了个鬼脸。

海莉很幸运地摘到了一个甜的，美美地吃了。

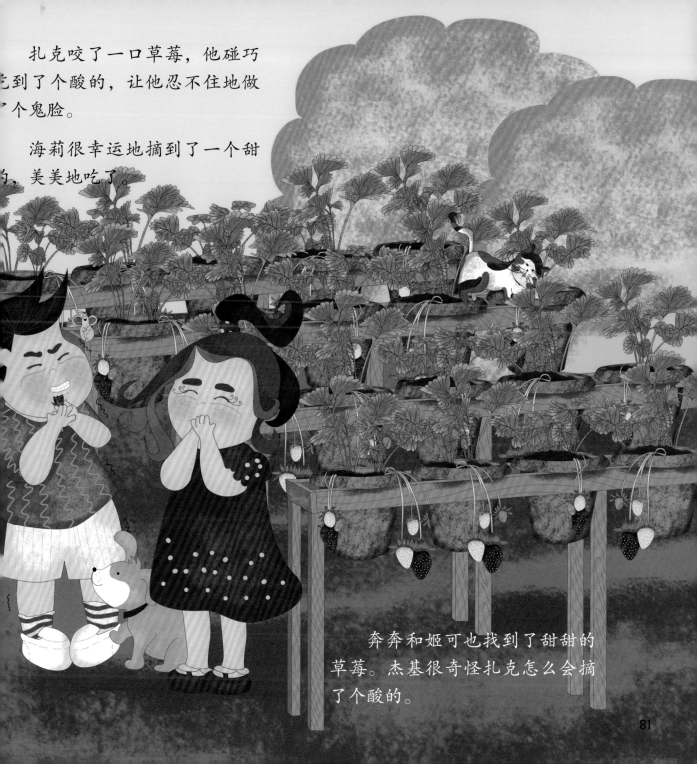

奔奔和姬可也找到了甜甜的草莓。杰基很奇怪扎克怎么会摘了个酸的。

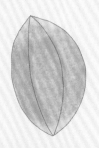

杨桃

你知道吗？

杨桃，也称五敛子，是一种独特的、外表层覆蜡的、金黄色的水果。横切的时候会出现一个五角星形状的切面。

杨桃最早出现在斯里兰卡，是亚洲的本土水果。

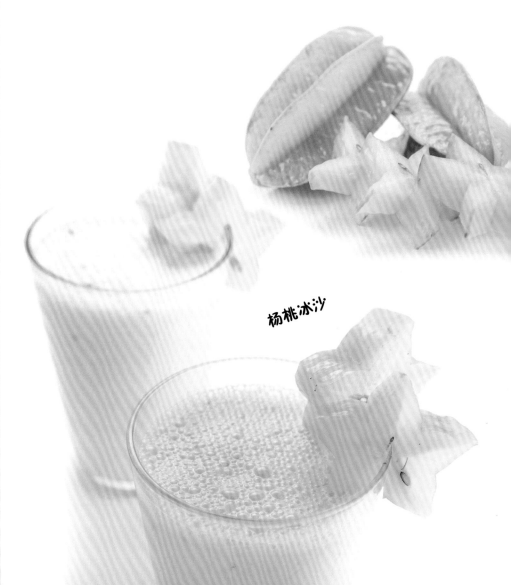

杨桃冰沙

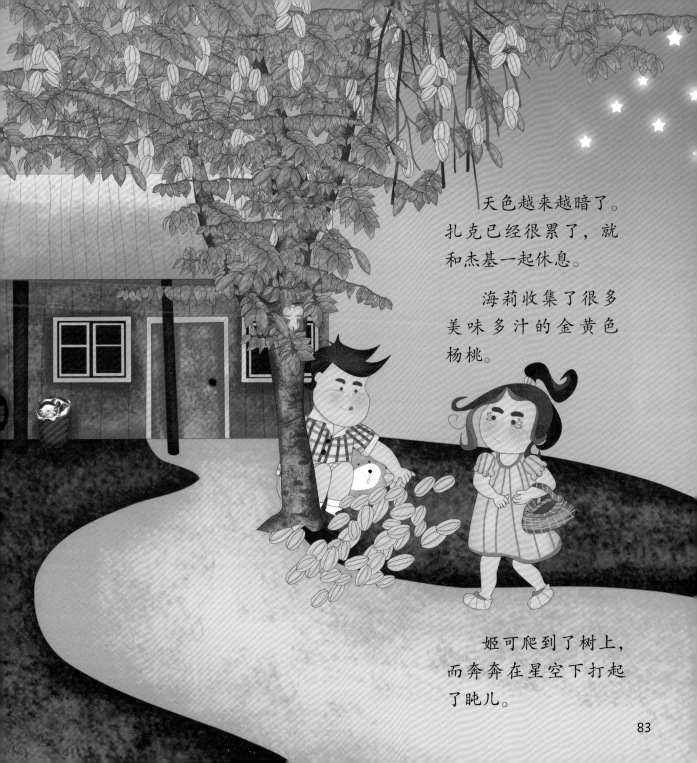

天色越来越暗了。扎克已经很累了，就和杰基一起休息。

海莉收集了很多美味多汁的金黄色杨桃。

姬可爬到了树上，而奔奔在星空下打起了盹儿。

83

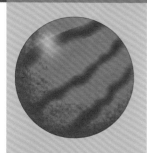

西瓜

你知道吗?

西瓜的每个部分,包括种子和皮都是可以吃的。

它们很重,但是92%的重量都是水。

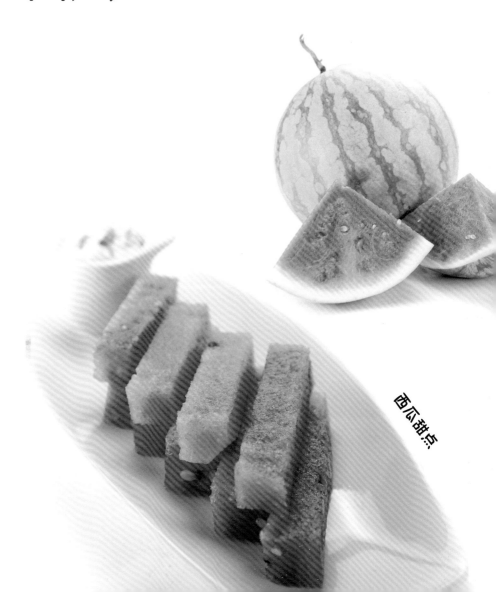

西瓜甜点

84

孩子们都已经很累了，想回家了。这时，他们进入了西瓜地。

"哦，扎克，这些西瓜又大又沉！"

海莉和扎克把西瓜装到了蓝色小货车里。

奔奔和姬可也尽全力去帮忙。

杰基在一边耐心地等着他们忙完。

现在，该回家啦。

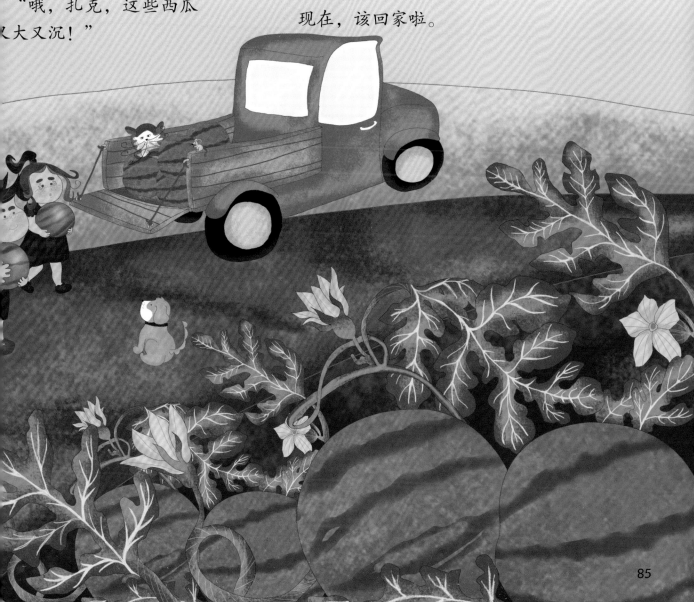

一天就这样结束了。

我们拥有了多么神奇的一段旅程！

水果花园充满了惊喜。孩子们把他们所有的水果装在扎克的小拖车里，出发回家了。

他们迫不及待地想尝试新的水果菜谱。

水果王国

欢迎！

他们已经学习了很多不同水果的知识，它们是怎么长的，它们怎样才能帮助我们变得更加健壮，让我们更有活力。

海莉、奔奔、扎克、杰基和姬可非常渴望将他们的知识分享给他们的家人和小伙伴们。

同样让他们高兴的是，你也加入了他们的旅程，一起游历了海莉的水果花园——这个神奇的水果王国。

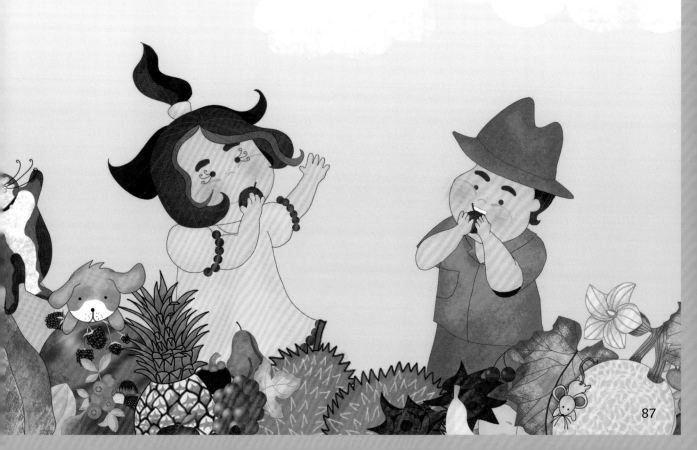

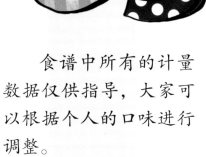

Recipes

食谱

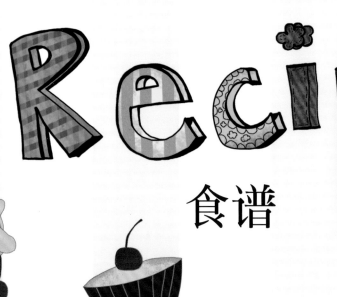

食谱中所有的计量数据仅供指导，大家可以根据个人的口味进行调整。

最重要的是吃得健康，并享受制作过程的乐趣！

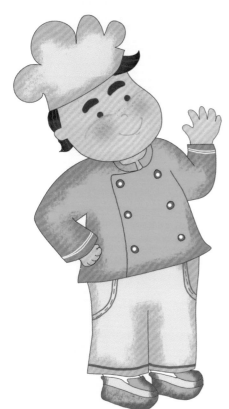

西瓜甜点

一种孩子们很喜欢、容易制作的新鲜甜点。

配料

220克酸奶油
调味的糖（或蜂蜜或糖浆）
3克香草精
西瓜，切成棒状或楔形

方法

1. 将所有配料混合在一起；
2. 将西瓜浸入其中，享受它吧。

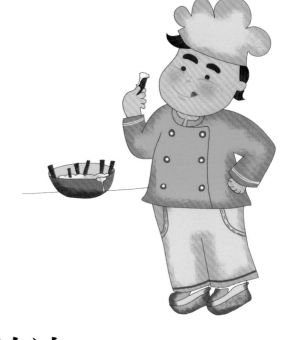

杨桃沙冰

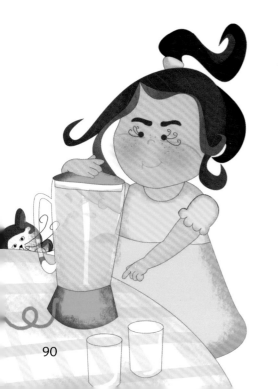

配料

1个杨桃
120毫升水
一点冰块

方法

1. 将所有配料混合搅拌，直到冰被完全打碎，混合物充满泡沫；
2. 倒入容器即可食用。

覆盆子甜点

用奶油奶酪和覆盆子制作，
搭配新鲜水果和奶油蛋糕。

配料

120克封装奶油奶酪（豆腐奶油奶酪）
180克已解冻的冰冻甜树莓/覆盆子
一汤勺香醋

方法

将所有配料放在食物加工器中打匀，再放到碗中，
配上水果和奶油蛋糕。

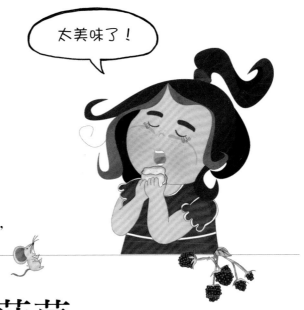

姜汁菠萝

这款即食姜汁菠萝采用菠萝块、蜂蜜、姜和酸奶制作
而成。

配料

250毫升酸奶（豆腐酸奶）
60毫升蜂蜜（或糖浆）
2汤勺切碎的蜜饯姜块或姜糖
560克冷冻干燥的菠萝块或2块新鲜冷冻菠萝

方法

1. 将酸奶、蜂蜜和蜜制姜混合后盖好放入冰箱完全冷却；
2. 用汤匙将酸奶和冷冻菠萝混合。

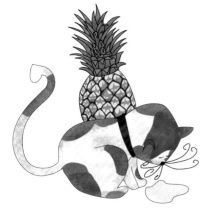

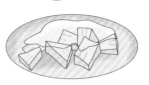

水蜜桃
冰淇淋棒冰

配料

1个新鲜水蜜桃，削皮，切块
半个新鲜水蜜桃，削皮，打成浓浆
2/3杯香草酸奶（或豆奶）

方法

1. 将半个桃子在搅拌机里搅拌成泥；
2. 将桃肉泥、酸奶和剩下的碎桃子混合；
3. 用勺子舀到4个冰棒磨具里，插上冰棒棍；
4. 冷冻至少4小时直至冰冻。

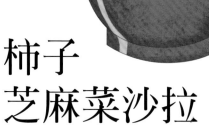

柿子
芝麻菜沙拉

配料

一束芝麻菜叶子
1~2个柿子
54毫升橄榄油
18毫升柠檬汁
4克芥末酱（或不加）
盐和调味用胡椒
少许坚果或白芝麻装点
奶油100克

方法

1. 清洗和干燥芝麻菜叶子；
2. 将柿子削皮，切成楔形；
3. 在奶油中加油、柠檬汁、芥末（如果使用）搅拌；
4. 加盐和胡椒调味；
5. 把芝麻叶加到碗里，轻轻搅拌；
6. 加入柿子，搅拌混合；
7. 撒上白芝麻。

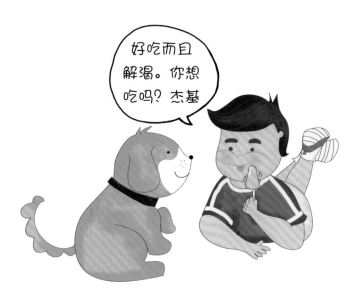

李子馅饼

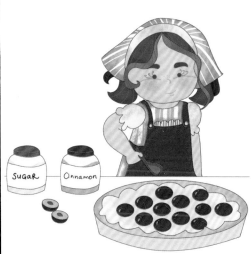

配料

1个现成的馅饼皮
（1000克）奶油干酪（或大豆奶油干酪）
16克面粉
8克肉桂糖
128克鲜奶油（或大豆奶油）

方法

1. 将馅饼皮放入饼盘中；
2. 将奶油干酪涂抹开；
3. 把李子和面粉混合；
4. 放在馅饼皮上；
5. 在表面撒上肉桂糖；
6. 焙烤25分钟直至外皮变成金黄色；
7. 冷却；
8. 用鲜奶油装饰。

梨肉果泥

这款充满能量的食物非常适合早餐。使用完全熟透的梨，享受它的高糖分。需要时还可以加入浆果类或其他水果——果泥是可以发挥无限想象力的。

配料

128克去核、去皮并剁碎的梨
60毫升橘子汁
18毫升蜂蜜（或金黄糖浆）
128克碎冰

方法

1. 将所有配料放入搅拌机中；
2. 搅拌几分钟至细滑；
3. 倒入玻璃杯中即可食用。

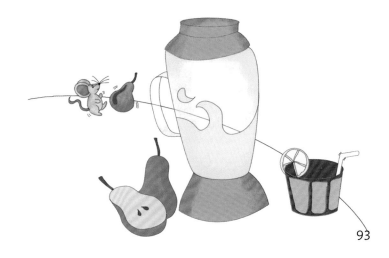

巧克力
石榴点心

配料
250克石榴籽
225克（1杯）优质巧克力，剁碎

方法
1. 在一个大号托盘里铺好烤盘纸；
2. 中等温度下将巧克力熔化；
3. 让巧克力慢慢冷却；
4. 加入石榴籽混合；
5. 舀取巧克力和石榴籽混合物，放入准备好的烘焙纸上；
6. 将烤盘放入冰箱中1小时直至其变硬。

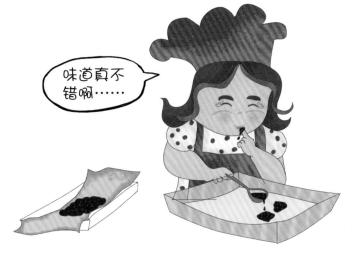

凤梨、坚果夹馅红毛丹

配料
10~12个红毛丹
1/4个凤梨，去皮并去黑眼
6克剁碎的坚果
（50克）奶油干酪（豆腐奶油干酪）

方法
1. 将红毛丹去皮去籽；
2. 将凤梨削成小块；
3. 将凤梨与奶油干酪坚果混合，夹到红毛丹里；
4. 冷藏后即可食用。

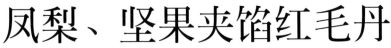

奶油裱花草莓

配料

16~18个大草莓
3克马斯卡波尼乳酪（或大豆奶酪）
3克鲜奶油（或大豆奶油）
6~24克细砂糖
克香草精

方法

1. 搅打奶酪和鲜奶油直至形成柔软的峰形；
2. 加入糖和香草精；
3. 将奶油舀入裱花袋；
4. 将奶油挤到草莓上；
5. 即可食用。

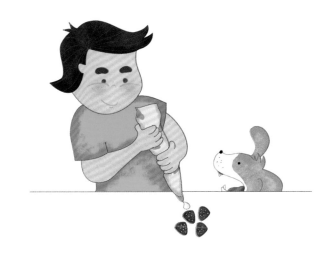

浆果沙司木瓜

配料

50克混合浆果或应季浆果
18毫升水
克糖
克玉米淀粉
少许肉桂
个切成两等份或四等份的木瓜

方法

1. 将浆果放入一个深平底锅中；
2. 加入水、糖、玉米淀粉和肉桂；
3. 低温加热炖煮，直至浆果变软、酱汁浓稠；
4. 将木瓜两等份或四等份；
5. 等酱汁冷却浇在木瓜上，可以享用了。

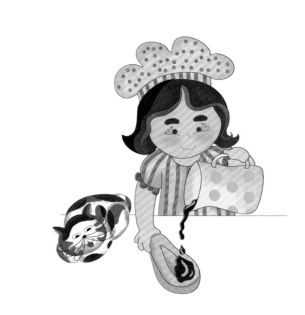

译者的话

在阅读、观察和烹饪中建立良好的饮食习惯

《海莉陪你玩转水果花园》和《海莉陪你玩转蔬菜花园》作者马哈娜女士是一位深受东南亚和欧美孩子爱戴和家长尊敬的马来西亚儿童健康教育作家。因为在我见到她的各种场合，无论是在马来西亚首都吉隆坡、泰国首都曼谷，还是在中国的举行国际会议上，只要她一露面，就会像磁铁的吸引力那么大，孩子们跑上去亲热地叫她"Granma（奶奶）"，家长们则亲热地叫她"Mum（妈妈）"，并像家人一样与她热烈拥抱。她用爱赢得了大家的心，这是她给我的最深刻的印象。

在我多次赴马来西亚和泰国参加亚洲素食大会的过程中，逐渐了解到了东南亚、欧美家长和儿童追捧她的真正原因：源于她的作品所蕴含的爱心——她的作品提倡保护动物，亲近自然和植物，健康饮食。而且，她的书中蕴藏了科学的理念：儿童发现烹饪的乐趣来自于亲近水果、蔬菜的游戏，蔬菜、水果对人类健康和长寿的价值非常大。大人与孩子们一起阅读时，寻找藏在蔬菜和水果花园里面的小动物们是一个非常有趣的游戏，大人们亦可引导孩子们观察小动物们喜欢吃什么蔬菜，喜欢玩什么，小动物们的大小与蔬菜、水果大小之比较也非常有趣。

很荣幸，将她的作品介绍给我国家庭和孩子们的想法得到中国农业科学技术出版社的支持，并得到了同样对孩子充满爱心的编辑们的全身心支持，我的三位学生：王一然、辛晓璇和任可同学承担了很多翻译工作。这两本中文版作品的问世，真正是大家爱心的付出。我真心希望，中国的小朋友们能通过这两本书的阅读、使用和体验，能和其他国家的小朋友们一样感受到马哈娜奶奶的爱心，从小养成良好的饮食习惯，成长为健康和幸福的青少年和成人。

沈立荣

浙江大学食品科学与营养系教授

2015 年 10 月于浙江大学紫金港校区启真湖畔